DU

TRAITEMENT DES FRACTURES

DE

L'EXTRÉMITÉ INFÉRIEURE DU RADIUS

PAR

LE DOCTEUR CH. DELEBARRE,

Lauréat de la Faculté libre de Médecine de Lille,
Membre-adjoint de la Société anatomo-clinique.

Avec 22 Figures dans le texte.

LILLE,

IMPRIMERIE L. DANEL.

1888.

DU
TRAITEMENT DES FRACTURES

DE

L'EXTRÉMITÉ INFÉRIEURE DU RADIUS

PAR

LE DOCTEUR CH. DELEBARRE,

Lauréat de la Faculté libre de Médecine de Lille ,
Membre-adjoint de la Société anatomo-clinique.

Avec 22 Figures dans le texte.

LILLE,

IMPRIMERIE L. DANEL.

1888.

A LA MÉMOIRE DE MON PÈRE.

———

A MA MÈRE.

———

A MES PARENTS.

———

A MES AMIS.

A Monsieur le Professeur H. DURET,

Ancien Chirurgien des hôpitaux de Paris ,
Membre correspondant de la Société de Biologie de Paris.

A Monsieur le Professeur GUERMONPREZ ,

Membre correspondant de la Société de Chirurgie de Paris.

ET A TOUS MES AUTRES MAITRES

DE LA FACULTÉ LIBRE DE MÉDECINE DE LILLE.

A MON PRÉSIDENT DE THÈSE

Monsieur le Professeur FOLET,

Professeur de Clinique chirurgicale à la Faculté de Médecine de l'État
Membre correspondant de la Société de Chirurgie de Paris.

INTRODUCTION.

On a déjà beaucoup écrit sur les fractures de l'extrémité inférieure du radius : cette question nous a néanmoins paru intéressante à étudier au point de vue du traitement ; les conséquences sont en effet très-importantes pour le blessé, usivant le procédé qui aura été employé pour obtenir la guérison. La fracture du radius est toujours suivie d'une perte plus ou moins prolongée des mouvements du membre supérieur ; il importe donc de rendre le plus tôt possible au patient l'usage du membre fracturé, et surtout de veiller à ce que la perte des mouvements ne soit pas définitive.

Bien des méthodes ont été préconisées par les chirurgiens pour le traitement de cette lésion et tous ont obtenu des succès ; il nous paraît utile de comparer ces différents procédés, et de voir celui qu'il faut préférer, suivant le genre de fracture en présence duquel on se trouve : tel est le but que nous nous proposons en abordant ce sujet.

Sans nous arrêter à énumérer tous les auteurs qui ont traité la question, nous présenterons un aperçu rapide sur

l'historique de la fracture de l'extrémité inférieure du radius :
elle était encore presque inconnue au siècle dernier.

Pour faire mieux apprécier les indications thérapeutiques
et les éléments du traitement, il nous paraît nécessaire de
résumer les notions pathologiques afférentes à la question.

Nous exposerons ensuite les divers moyens nécessaires à
assurer la réduction. Nous mettrons en parallèle les nombreux
moyens proposés pour la contention, en précisant les indications spéciales qu'ils comportent ; nous montrerons combien
celle-ci doit être peu prolongée, et par quels procédés, certains
chirurgiens la suppriment totalement.

Enfin, nous montrerons à quelles grandes et nombreuses
difficultés se heurte le chirurgien, lorsqu'une complication
vient s'ajouter à la fracture classique. On verra que des opéra-
tions tardives sont parfois nécessaires pour obvier à l'impuissance du membre.

Qu'il nous soit permis, avant d'aborder notre sujet, d'adres-
ser nos remercîments à M. le professeur Guermonprez, qui,
après nous avoir indiqué notre sujet de thèse, a bien voulu
nous faire part de ses conseils et de son expérience. Nous le
prions de vouloir bien agréer l'expression de notre gratitude.

CHAPITRE PREMIER.

Notions historiques et pathologiques.

Malgré leur fréquence, les fractures de l'extrémité inférieure du radius ont été à peine entrevues par les chirurgiens anciens. Hippocrate, Celse, Galien, Avicenne, Oribase, semblent indiquer la possibilité de cette lésion, mais ils ne relatent aucune observation à l'appui.

Fatrice d'Aquapendente, J.-L. Petit, Duvernay et les chirurgiens du siècle dernier, n'ont à ce sujet que des idées confuses. Ils confondent la fracture avec une luxation du poignet, et s'ils discutent, c'est sur les variétés de luxations du carpe.

Il faut arriver jusqu'à Ambroise Paré pour avoir une idée, bien vague encore, de la fracture du radius à sa partie inférieure. « Quelque fois, dit-il, l'os du coude et du rayon sont rompus ensemble d'une même fracture, et quelques fois un d'eux seulement ; aussi il advient que la fracture est faite au milieu d'iceux, ou à l'extrémité prochaine du coude et du poignet. » (1).

Pouteau, chirurgien en chef de l'Hôtel-Dieu de Lyon, en

---

(1) Ambroise Paré. *Œuvres complètes*, édit. Malgaigne. T. II, p 318.

1782, fut meilleur observateur que ses devanciers et publia le premier travail sur les fractures du radius, sous forme d'un *mémoire spécial sur les fractures de l'avant-bras par suite de chutes*. L'erreur dans laquelle sont tombés les anciens ne lui échappe pas lorsqu'il écrit : « ces fractures sont plus souvent prises pour des entorses, pour des luxations incomplètes ou pour un écartement du radius et du cubitus. » (1).

La découverte de Pouteau fut bien vite oubliée. En 1790, Desault, dans son *Journal de chirurgie*. (T. III, p. 142), cite le cas d'une femme, qui, tombée à la renverse dans un escalier, lui fut amenée dans une salle de son service, portant au radius gauche, près de son extrémité inférieure, une fracture indiquée par « un peu de gonflement, beaucoup de douleur, un léger enfoncement du côté externe de l'avant-bras, par l'impossibilité d'exécuter les mouvements de pronation et de supination au moyen des seules forces musculaires, par la flexibilité de l'os, et une crépitation qu'on rendait bien distincte en faisant mouvoir les fragments en sens contraire. »

Plus tard, vers 1814, Colles de Dublin, reconnut les fractures de l'extrémité inférieure du radius. W. R. Smith écrit, en parlant de l'ouvrage de Colles « il donne une description de cette fracture, où les signes diagnostics les plus importants sont très correctement donnés, et, si l'on songe que ces caractères sont fournis par Colles, sans qu'il ait eu recours à l'anatomie pathologique *post mortem*, on doit les considérer comme d'une justesse assez précise. » (2).

Pleine justice fut d'ailleurs rendue à cet auteur, car en Angleterre, la fracture du radius à sa partie inférieure porte le nom de *fracture de Colles*.

Il était reservé à Dupuytren de donner une description pres-

---

(1) Pouteau. *OEuvres posthumes*. T. II. p. 251.

(2) Smith. A treatise on fractures in the vicinity of joints, 1847, p. 131.

que complète, et surtout de faire reconnaître les fractures du radius. Vers 1820, sans connaître aucunement les travaux de Colles, le célèbre chirurgien français formule sa théorie dans ses *leçons orales de clinique chirurgicale*. Il reprend les idées de Pouteau, les approfondit, décrit le siège, la cause, le déplacement des fractures du radius. On ne peut que lui reprocher d'être trop exclusif : ses devanciers n'admettaient que des luxations du poignet ; Dupuytren va plus loin et les rejette complètement.

Dès lors la voie était ouverte, et les fractures du radius devinrent aussi connues qu'elles l'étaient peu jusque là ; elles firent désormais partie du domaine de la chirurgie classique.

Vers 1830, Desault, que nous avons déjà cité, publie à son tour plusieurs cas de fracture de l'extrémité inférieure du radius : il montre que ces fractures étaient encore d'un diagnostic difficile, puisque d'autres chirurgiens avaient commis l'erreur de les prendre pour des luxations du carpe.

Goyrand (d'Aix) publia en 1832, dans la Gazette médicale de Paris, un *mémoire sur les fractures de l'extrémité inférieure du radius qui simulent les luxations du poignet* : il y donne une description très claire, et très exacte de ces fractures.

La même année, Malgaigne, dans un *mémoire sur les luxations du poignet et sur les fractures qui les simulent*, s'attache à démontrer la fréquence de ces fractures, sans toutefois rejeter les luxations du carpe, dont il cite plusieurs observations

Ce genre de traumatisme devint de plus en plus étudié et une foule de travaux parurent ensuite : les uns s'occupant surtout du mécanisme, les autres, et ce sont les plus nombreux, n'ont en vue que le traitement.

Bouchet (thèse de Paris, 1834), cherche à produire des luxations par l'extension forcée de la main, il n'obtient que

des fractures ou des arrachements de l'extrémité antérieure
et inférieure du radius.

Il serait trop long d'analyser tous les ouvrages spéciaux,
écrits sur ce sujet : nous nous bornerons à citer les noms de
Diday, Voillemier, Velpeau, Lecomte, Nélaton ; les thèses de
Dusevel (Paris 1855), Lopez (id. 1860), Guérin (id 1873),
Herbeline (id 1875), Gillet (id. 1880).

Parmi les travaux plus récents, nous pouvons citer les
Cliniques chirurgicales de Gosselin ; le *Traité des Fractures et des Luxations d'Hamilton*, traduit par Poinsot ;
l'article de John Packard sur les lésions traumatiques des os
dans l'*Encyclopédie internationale de chirurgie* ; la communication présentée par M. Lucas Championnière à la Société
de chirurgie, et la discussion qui la suivit ; enfin le *Traité de
clinique chirurgicale* de M. Tillaux.

Résumons rapidement les notions pathologiques relatives à
la fracture de l'extrémité inférieure du radius.

Fréquence. — Tout le monde reconnaît aujourd'hui la fréquence de cette lésion ; sur 401 fractures, Malgaigne a trouvé
41 fois celle du radius à sa partie inférieure, soit environ 1 sur
10 ; certains chirurgiens prétendent qu'elle est encore plus
fréquente ; pour eux, la proportion serait de 1 sur 5. A la maison de secours pour les blessés de l'industrie, il nous est
arrivé de voir trois cas nouveaux de fracture du radius
pendant un seul mois.

Siège. — Son siège varie dans des limites assez restreintes :
Dupuytren place le plus grand nombre de ces fractures à 27
millimètres de l'apophyse styloïde, Nélaton à 12 ou 15 millimètres de la surface articulaire, Malgaigne à 3 centimètres.
En réalité, la fracture se produit ordinairement à 28 milli-

mètres, si l'on prend l'apophyse styloïde pour point de départ, à 19 ou 20 millimètres, si l'on mesure à partir de l'interligne articulaire. Quelques chirurgiens prétendent qu'on la rencontre plus souvent à droite qu'à gauche ; ce fait nous semble tout à fait relatif ; car, dans nos observations, des fractures du côté gauche l'emportent de près du double sur celles du côté droit.

Direction. — Quant à la direction de la fracture, elle est plus ou moins transversale (fig. 1 et 2), rarement oblique, ce

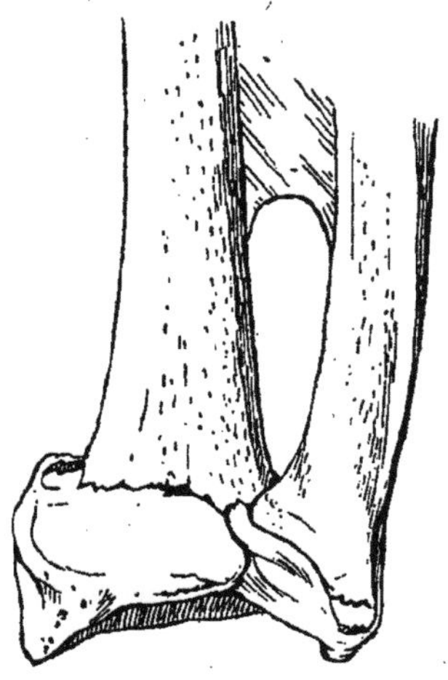

Fig. 1. — Fracture du radius et de l'apophyse styloïde du cubitus. Face antérieure. (D'après Malgaigne).

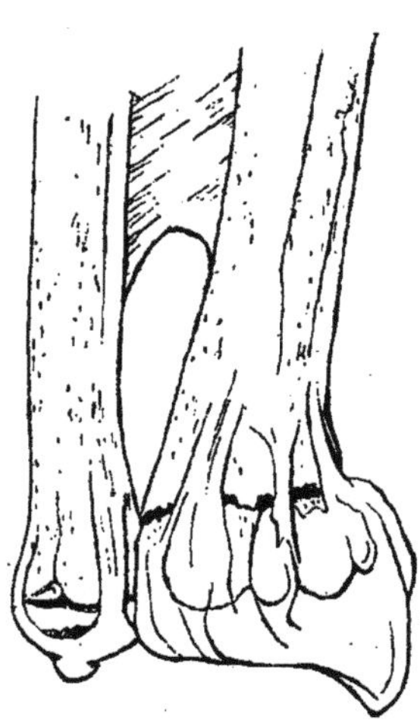

Fig. 2. — Même pièce, vue par la face postérieure. (D'après Malgaigne).

qui n'empêche pas qu'il existe des dentelures, des inégalités qui facilitent l'engrènement des fragments. En cas de chute violente, il peut y avoir pénétration du fragment supérieur dans le fragment inférieur (fig. 3), ce dernier éclate quelquefois et la fracture devient intra-articulaire (fig. 4).

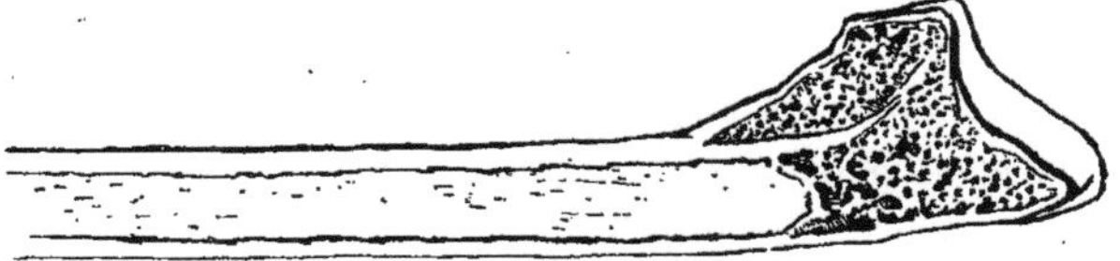

Fig. 3. — Fracture avec pénétration. (D'après Malgaigne).

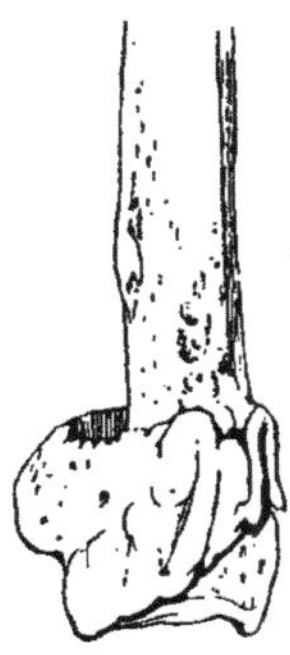

Fig. 4. — Fracture avec pénétration. (D'après Malgaigne).

Nous avons vu dans les collections d'anatomie pathologique de la Faculté libre, deux pièces présentant des fractures de l'extrémité inférieure du radius, provenant d'un homme qui tomba d'une hauteur de 8 mètres, et succomba deux jours après, à une fracture de la colonne vertébrale. D'un côté comme de l'autre, il y a un véritable éclatement de l'épiphyse toute entière, qui se trouve littéralement pénétrée par le fragment supérieur. On constate des fissures articulaires siégeant principalement en face du sillon qui sépare le scaphoïde du semi-lunaire.

Causes — Les fractures de l'extrémité inférieure du radius sont presque toujours indirectes, c'est dans une chute sur la paume de la main, ou même sur la face dorsale de la main, que le radius se brise à sa partie inférieure.

Il existe, néanmoins, plusieurs exemples de fracture directe. Huguier cite dans les *Archives de Médecine*, le cas d'une jeune fille, qui eut le poignet pris entre le timon d'une lourde voiture et un gros mur. Le cubitus, luxé en avant, sortait à la face antérieure du poignet, l'extrémité inférieure du radius était fracturée trans- versalement, et le fragment inférieur était lui-même brisé.

Le Dr Guermonprez a bien voulu nous communiquer l'observation d'un forgeron, qui reçut à plat, sur le poignet gauche, une forte barre de fer tombée d'une hauteur de 4 mètres. Il y eut fracture simple de l'extrémité inférieure du radius, qui fut reconnue grâce à la mobilité anormale et à la crépitation.

OBSERVATION I. (personnelle).

Le forgeron François V..., âgé de 52 ans, reçut le 9 janvier 1886, une forte barre de fer sur le poignet gauche.

Un médecin voit le blessé le jour même de l'accident ; il constate du gonflement et une ecchymose assez étendue. Il fait appliquer cinq sangsues qui produisent un soulagement assez sensible. Comme il reste encore du gonflement, on conseille ensuite des cataplasmes de farine de lin. Le blessé continue cependant à souffrir et ne peut dormir la nuit. Il revoit son médecin qui lui fait appliquer de l'alcool camphré.

Le 14 janvier, le blessé vient à la maison de secours ; il n'existe plus trace de gonflement ni d'ecchymose ; l'extrémité inférieure de l'avant-bras est sensible à la pression. En appliquant une main sur l'extrémité inférieure du radius, et en faisant exécuter au blessé des mouvement de pronation et de supination, on reconnaît aisément de la mobilité anormale et de la crépitation. Il existe manifestement une fracture du radius, dont le siège est à deux centimètres environ de l'extrémité inférieure de l'os ; la direction est transversale, de la face palmaire à la face dorsale. L'apophyse styloïde du radius se trouve sur le même plan que celle du cubitus ; la déformation en dos de fourchette n'existe pas.

La fracture est réduite par les mouvements ordinaires , en portant la main vers le bord cubital. On met une attelle antérieure et une postérieure. L'attelle palmaire arrive jusqu'aux extrémités des doigts et présente une courbe, de façon à ce que la main soit portée en dedans , vers le bord cubital.

23 janvier. Le blessé se trouve très soulagé et très à l'aise dans cette position forcée d'adduction de la main.

5 février. Appareil silicaté.

20 février. L'appareil est enlevé , les mouvements du carpe sont intacts ; les deux apophyses styloïdes ne sont pas tout à fait à un centimètre de différence de niveau, mais l'écart est assez faible. Le blessé peut mettre sa casquette et enlever un livre sans effort. (Massage quotidien pour remédier à l'atrophie légère qui existe sur tout l'avant-bras).

L'*âge* prédispose à cette fracture : chez les vieillards, le tissu osseux se raréfie et l'os devient plus fragile, aussi on observe souvent des fractures chez les sujets qui ont plus de 50 ans. Au-dessous de 20 ans, il y a ordinairement disjonction épiphysaire , sans fracture.

Mécanisme. — Au sujet du mécanisme , nous ne ferons que citer la théorie de Pouteau, qui croyait à la fracture par *contraction musculaire*, surtout du carré pronateur.

Un grand nombre de chirurgiens croient à la *transmission directe* du choc à l'extrémité inférieure du radius , à la *pénétration*, *à l'écrasement*. Dans les chutes sur la paume de la main, le radius doit être considéré comme pris entre deux forces transmises directement à ses deux extrémités, l'une est représentée par l'impulsion et le poids du corps , l'autre se trouve dans la résistance du sol. Lea résultantes de ces deux forces se dirigeant en sens inverse , les résultantes se rencontrent vers l'extrémité inférieure du radius, qui se brise un peu au-dessus de l'articulation radio - carpienne. En effet, le radius seul s'articule avec le carpe ; c'est lui qui reçoit tout l'effort et se brise à sa partie inférieure, au point d'union du tissu compact et du tissu spongieux.

C'est Goyrand, qui, suivant en cela Dupuytren, a bien précisé ce mécanisme. Il dit que, dans « une chute sur la paume de la main, le poids du corps est tout entier supporté par le membre supérieur ; le carpe, brisé *(sic)* par un grand nombre d'articulations, décompose le choc et résiste ; mais le radius, pressé entre le poids du corps et le carpe appuyé sur le sol, se casse, et cette fracture a lieu ordinairement à l'extrémité inférieure de l'os, parce qu'elle est extrêmement spongieuse et molle, et le point sur lequel se concentre toute la violence extérieure (1) ».

Voillemier, Nélaton, Jarjavay admettent cette théorie sans aucune restriction. Malgaigne ne rejette pas ce mécanisme, mais il admet aussi celui qu'a exposé Lecomte dans un important mémoire paru en 1860.

D'après ce dernier chirurgien, les fractures indirectes de l'extrémité inférieure du radius se produisent toutes dans l'extension forcée du poignet et par le mécanisme fondamental de *l'arrachement*. Cette interprétation est adoptée par Herbeline, John Packard, et par M. Tillaux.

Nous ne nous arrêterons pas à discuter ces diverses théories ; il faut se garder d'être trop exclusif, et il nous semble que le mécanisme de la fracture est différent, suivant le genre de l'accident qui l'occasionne.

Symptômes. — Les signes que l'on donne des fractures de l'extrémité inférieure du radius sont assez nombreux, mais on les trouve rarement tous à la fois. Un symptôme sur lequel

---

(1) Goyrand. *Mémoire sur les fractures de l'extrémité inférieure du radius.* (Gazette médicale de Paris, 1832, p. 665).

beaucoup de chirurgiens ont insisté, c'est la *déformation de la région*. Le poignet, au lieu d'être aplati transversalement, est arrondi, *cylindrique*, ainsi que la partie inférieure de l'avant-bras.

Assez souvent on trouve la *déformation en dos de fourchette* (Velpeau) : le fragment inférieur fait en arrière une saillie prononcée (fig. 5), tandis que le fragment supérieur est porté en avant ; il en résulte, quand on suit de haut en bas la partie supérieure de l'avant-bras, une dépression, puis une saillie : le carpe, entraîné par le fragment inférieur, est porté en arrière, ainsi que la main qui, se trouve sur le même plan que le fragment inférieur. Quand la déformation en dos de fourchette existe, on trouve, à la face antérieure du poignet, une dépression correspondant à la saillie de la face postérieure.

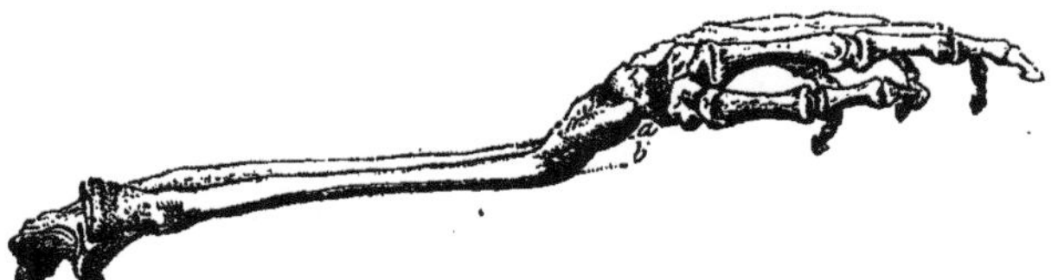

Fig. 5. — **Déformation en dos de fourchette**
(D'après Follin et Duplay).

Velpeau a encore signalé un autre symptôme : les tendons des muscles radiaux sont soulevés par le déplacement en arrière du fragment inférieur ; ils forment une sorte de bande élastique que l'on a désignée sous le nom de *corde des radiaux*.

Laugier a observé, le premier, un signe très important ; en cas de fracture de l'extrémité inférieure du radius, *l'apophyse styloïde de cet os se trouve remontée* (ce qui est très important et très précieux, lorsque la tuméfaction est considérable) ; elle est située sur la même ligne, et quelquefois plus haut, que l'apophyse styloïde du cubitus, tandis que, normalement, celle du radius descend près d'un centimètre plus bas.

La main peut être remontée, entraînée par le fragment inférieur et légèrement *déjetée en dehórs ;* dans plusieurs cas,
cette abduction est très forte. On voit alors à la partie externe
de l'avant-bras une *encoche au niveau du point fracturé ;*
c'est l'analogue du *coup de hache de Dupuytren* dans la fracture du péroné.

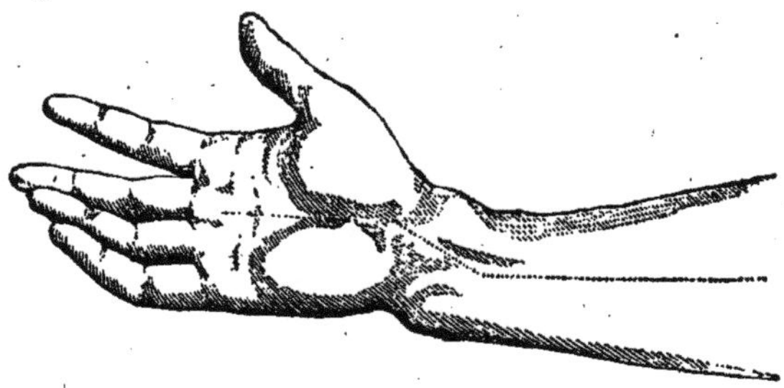

Fig. 6. — Déviation de la main en dehors. (D'après Hamilton).

L'axe de la main ne se prolonge plus directement avec l'axe
de l'avant-bras ; il ne fait plus une ligne presque droite comme
à l'état normal. Si, sur la face antérieure ou sur la face dorsale, on trace l'axe de la main d'une part, celui de l'avant-bras
de l'autre, il faut au niveau du poignet une troisième ligne
oblique sur les deux autres ; l'ensemble des trois forme un *Z
très allongé*, comme l'a décrit Velpeau (fig. 6). C'est ce que
l'on nomme généralement le *signe de la baïonnette.*

On a encore noté dans le cas d'abduction de la main une
saillie notable de la tête du cubitus à la partie interne (fig. 7).
M. le prof. Verneuil pense que, dans ce cas, il y a arrachement
ou de de l'apophyse styloïde du cubitus, ou du ligament triangulaire (1).

Tels sont les symptômes objectifs que l'on observe le plus
souvent dans les fractures avec déplacement, ce qui est le cas
le plus fréquent. Ces symptômes sont plus ou moins prononcés
suivant que les fragments sont plus ou moins engrénés.

----

(1) Verneuil. *Bull. de la Soc. anatomique.* Paris, 1851, p. 269.

Il nous reste à faire la part de la *mobilité anormale* et de la *crépitation*, qui sont des éléments si prépondérants dans les fractures des autres os. Elles sont loin d'être constantes dans la fracture de l'extrémité inférieure du radius : les fragments sont presque toujours engrenés ; il y a pénétration de l'extrémité inférieure du fragment supérieur dans le tissu spongieux du fragment inférieur ; il est donc impossible de constater ces deux symptômes classiques des fractures en général.

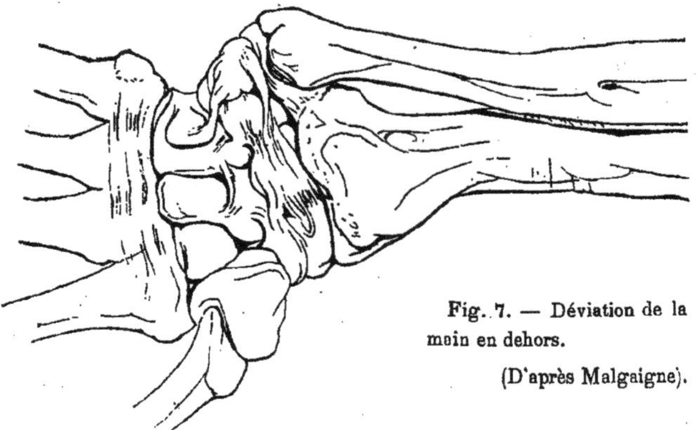

Fig. 7. — Déviation de la main en dehors.

(D'après Malgaigne).

La *douleur* qui accompagne cette lésion est très vive dans tout l'avant-bras, le poignet et la main ; mais la *sensibilité à la pression* est d'une intensité excessive au niveau du point fracturé ; elle est vraiment localisée à quelques centimètres au-dessus de l'articulation radio-carpienne.

On trouve toujours du *gonflement* dans les premiers jours de l'accident, et parfois aussi une *ecchymose* qui s'étend à la face palmaire de l'avant-bras.

Les mouvements des doigts sont peu entravés ; ceux de l'articulation radio-carpienne sont plus difficiles et tous douloureux ; la flexion et l'extension ne sont guère possibles ; la pronation et la supination sont extrêmement pénibles. Tous ces mouvements sont irréalisables spontanément, mais le chirurgien parvient souvent à les communiquer, pourvu qu'il procède avec lenteur et modération.

Quand le fragment supérieur a pénétré dans le fragment inférieur et l'a rompu par suite de la violence du choc, quand la fracture est *articulaire,* on a, outre les symptômes de la fracture comminutive, les signes de l'*arthrite.*

Diagnostic. — Il importe beaucoup pour le chirurgien de ne pas méconnaître ces fractures ; leur diagnostic est du reste assez facile.

Les entorses du poignet ne sont pas rares, il est vrai, mais il n'existe dans ce cas aucun déplacement dans les os, aucune déformation dans la région, sauf le gonflement. La sensibilité à la pression est plus diffuse ; elle s'étend à plusieurs endroits et siège plus bas que dans la fracture du radius ; de plus, tous les mouvements communiqués sont possibles, mais pénibles ; c'est la douleur seule qui empêche le blessé de se servir de son membre.

Quant à la luxation radio-carpienne, c'est une affection rare : elle laisse les apophyses styloïdes dans leurs rapports normaux ; la déformation est beaucoup plus accentuée et située plus bas que dans le cas de notre fracture.

Ce qui offre plus de difficulté, c'est le diagnostic du décollement épiphysaire de l'extrémité inférieure du radius ; il faut le soupçonner chez les sujets âgés de moins de 20 ans. Cette distinction n'a d'ailleurs pas grande portée pratique, puisque le pronostic et le traitement sont à peu près les mêmes que pour la lésion qui fait l'objet de notre étude.

Il nous reste à distinguer la fracture du radius de celle du carpe qui vient d'être étudiée par notre ami M. le Dr Delbecq (Paris, 8 décembre 1887). Le diagnostic se fera au moyen de la sensibilité à la pression, qui, dans le cas de fracture du radius, sera toujours plus vive au niveau du point où l'os est brisé, que sur les os du carpe ; la crépitation, si elle existe, se fait sentir plus haut que les plis du poignet ; enfin une défor-

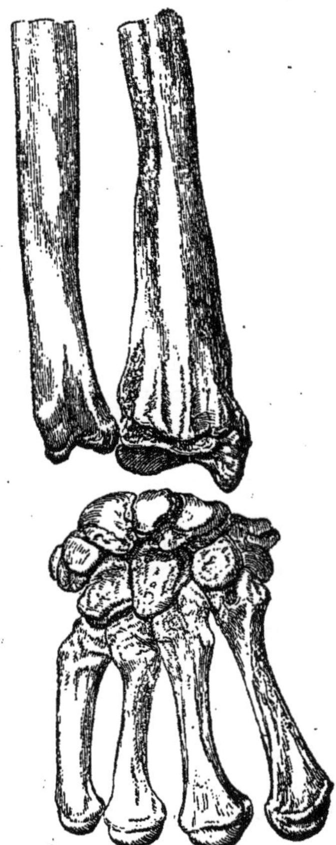

Fig. 8.— Fracture transversale de l'extrémité
inférieure du radius. La fracture s'étend
obliquement d'un quart de pouce au dessus
du bord inférieur sur 'la face antérieure de
l'os, à la ligne. d'union de la face postérieure
avec la face articulaire. Une fracture verticale
croise en outre l'union de la partie médiane
avec ·le tiers interne de l'os scaphoïde.
(Flower.)

mation notable de la région indique presque
toujours une fracture du radius , car la fracture des os du carpe n'occasionne appa-
remment que du gonflement, sans changer
les rapports normaux du radius et du cubitus.
Si la sensibilité et le gonflement persistent
pendant plus longtemps que de coutume, il
y a lieu de chercher s'il n'existe pas une
fracture de l'un des os du carpe, en même
temps que celle du radius (fig. 8).

Pronostic. — Les chirurgiens sont d'avis
différents sur le pronostic des fractures du
radius à sa partie inférieure. Velpeau les
regardait sous un jour assez sombre lorsqu'il
écrivait : « traitées ou abandonnées à elles-
mêmes, les fractures de l'extrémité inférieure du radius sont généralement regar-
dées comme une maladie grave. » (1)

« Lorsqu'une fracture de ce genre a été
méconnue, dit Dupuytren, il en résulte dans
le membre des changements très fâcheux ;
l'espace intérosseux est effacé , l'avant-bras
a une forme cylindrique, les mouvements de
pronation et de supination sont perdus. » (2).

L'observation suivante prouve péremp-
toirement la gravité de ce pronoctic.

---

(1) Velpeau. *Gazette des Hôpitaux*, 1842, p. 27.
(2) Dupuytren. *Leçons orales de clin. chirurgicale.*
T. IV, p. 612).

Observation II. (Dupuytren).

Une femme, âgée de 58 ans, porteuse d'eau, de petite taille, est entrée à l'hôpital le 14 mars 1834.

Il y a 15 mois, cette femme se fit recevoir dans un hôpital pour un accident. Soit que la fracture n'eût pas été reconnue, soit qu'un appareil convenable n'eût pas été appliqué, elle est sortie de l'hôpital ne pouvant se servir de son bras pour le porter à la tête et depuis il lui est devenu tout à fait inutile.

En examinant attentivement ce membre, on découvre le long de son bord externe une dépression marquée au niveau de l'ancienne fracture, cette dépression tient évidemment à l'enfoncement des fragments du radius ; on sent les inégalités de ses fragments. La main est un peu renversée en dedans et l'extrémité inférieure du cubitus fait sous la peau une saillie très marquée.

D'après les renseignements qu'a donnés la malade, la fracture du radius droit a été déterminée par une chute sur la paume de la main ; celle du radius gauche a été le résultat de la même cause.

La première fois, elle descendait un escalier avec deux seaux d'eau ; la deuxième fois, elle descendait encore un escalier, mais libre de tout fardeau : c'était le 13 mars, à huit heures du soir, elle avait déjà franchi quelques marches de son troisième étage, lorsqu'elle marcha sur un rat. Cet animal la mordit violemment au pied, la malade trébucha, voulut en tombant préserver la tête, et dans la chute, la paume de la main porta sur le sol ; à l'instant, une fracture par contre-coup eut lieu : le radius pressé entre l'humérus qui lui transmit le poids du corps, et la main fixée sur le sol, se courba fortement et se fractura à son extrémité inférieure. La malade, au moment de l'accident, éprouva une assez vive douleur, et les mouvements de pronation et de supination devinrent impossibles.

A son entrée à l'Hôtel-Dieu, l'aspect seul du membre suffit pour faire présumer la nature de l'accident : un appareil convenable fut appliqué, ou y ajouta l'attelle cubitale, et la fracture marcha rapidement vers la guérison.

Pour Malgaigne, au contraire, le pronostic est des plus

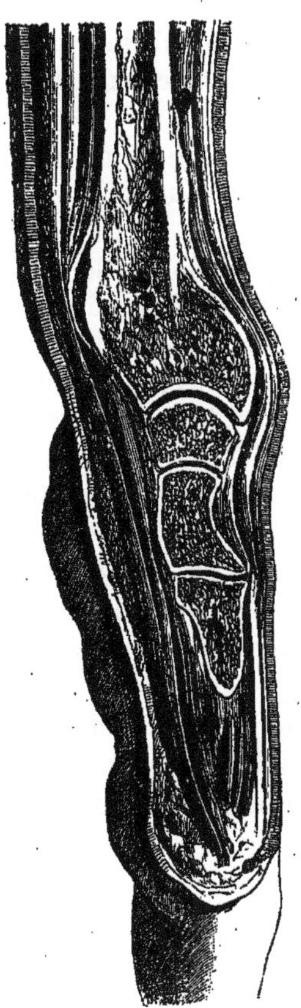

Fig. 9. — Fracture de l'extrémité inférieure du radius consolidée. (Nélaton, Pathologie externe).

légers quand la fracture est reconnue à temps et qu'il n'y a tout au plus qu'un déplacement du fragment inférieur en arrière, « Mais, si l'apophyse styloïde a été refoulée fort au-dessus de son niveau normal, si la main a quitté le cubitus pour se porter en dehors, on ne parviendra qu'à grande peine à diminuer cette abduction, presque jamais à la détruire. La difformité est également inévitable dans le cas d'écrasement de la cavité articulaire. » (1).

Les fractures du radius ne mettent pas la vie en danger, mais au point de vue des résultats, elles peuvent compromettre d'une manière assez sérieuse la forme du membre et surtout l'intégrité de ses mouvements.

Pour bien établir le pronostic, il faut tenir compte de la variété de fracture en présence de laquelle on se trouve.— Dans les fractures ordinaires, quand le déplacement est modéré, le blessé guérit avec peu ou point de déformation ; dans certains cas, celle-ci se reproduit malgré l'appareil et persiste (fig. 9). — En cas de fracture articulaire, le pronostic est beaucoup plus grave et le malade échappe rarement à des raideurs plus ou moins prolongées.

Lorsque la fracture s'accompagne d'une entorse de l'articulation radio-carpienne,

---

(1) Malgaigne. *Traité des Fract. et Lux.* T. I, p. 612.

lorsqu'il y a arrachement de l'apophyse styloïde du cubitus, ou luxation du cubitus sur le radius, la guérison définitive se fait attendre beaucoup plus longtemps et le fonctionnement est même quelquefois incomplet.

« Toute fracture qui se fait dans une articulation ou bien au voisinage d'une articulation est appelée à déterminer momentanément ou définitivement des phénomènes d'enraidissement articulaire, qui s'accompagnent presque toujours de douleurs plus ou moins vives et d'une impotence plus ou moins prolongée du membre correspondant. » (1).

Quel que soit le mode de traitement, il ne faut pas toujours s'attendre à une guérison prompte et parfaite ; le poignet pourra rester déformé, les mouvements seront difficiles et la faiblesse et l'empâtement du membre pourront persister pendant plusieurs mois.

La consolidation se fait très rapidement, du 20ᵉ au 25ᵉ jour, dans les fractures du radius à sa partie inférieure ; celle-ci est molle, spongieuse et très vasculaire ; elle favorise le développement rapide du cal.

L'âge joue un grand rôle au point de vue du pronostic : chez les sujets jeunes ou adultes, la consolidation se fait rapidement, les fonctions du membre sont rarement compromises, il survient peu de complications.

Observation III. (personnelle).

L'apprenti peintre, Pierre D..., âgé de 16 ans, est tombé le 3 mai 1886, d'une hauteur de trois mètres, sur le poignet. Le malade arrive à la maison de secours à cinq heures du soir et raconte qu'il était monté sur une échelle, quand celle-ci vint à glisser par le bas, de sorte qu'il est tombé avec elle, la main étendue vers le sol. Le membre présente une légère déformation en dos de fourchette,

---

(1) Lucas Championnière. *Bull. de la Soc. de chirurgie.* 1886, p. 560.

appréciable seulement par comparaison avec le membre du côté sain. Le poignet est cylindrique , les deux apophyses styloïdes sont à peu près sur le même plan ; la main est déviée légèrement en dehors : on détermine de la douleur au niveau du siège classique de la fracture, et l'os est épaissi à ce niveau. La réduction est obtenue par le procédé ordinaire, puis la contention est assurée à l'aide d'un bandage roulé et d'une attelle palmaire *radiale.*

18 mai. Le malade va très bien ; la réduction est parfaite. On commence les séances quotidiennes de massage.

Le 5 juin, la guérison est complète, sans raideur ni déformation , 23 jours après l'accident.

OBSERVATION IV. (personnelle).

Le couvreur Rémy P..., âgé de 21 ans , est tombé le 5 juillet 1886 sur le poignet gauche , au moment où glissait son échelle.

Le 6 , on trouve une fracture de l'extrémité inférieure du radius gauche avec un peu de tassement ; pas de déformation en dos de fourchette , mais douleur très localisée au-dessus de l'interligne articulaire, et relèvement de l'apophyse styloïde du radius. On installe une attelle *radiale* , sans comprendre le pouce.

Le 24 juillet, on ne trouve plus ni saillie du cal, ni sensibilité à la pression : le blessé reprend son travail le 2 août , vingt-huit jours après l'accident.

Chez les sujets âgés , qui sont surtout exposés à cette fracture, le résultat est souvent défavorable. Lorsqu'il existe une diathèse arthritique ou goutteuse, le traitement le mieux approprié et suivi avec le plus grand soin ne saurait empêcher une perte plus ou moins complète, plus ou moins prolongée des mouvements du membre. « Il faut des mois pour que la main cesse d'être douloureuse et reprenne sa liberté d'action, et le blessé garde trop souvent un poignet difforme, crochu et raide, à son grand ennui et à sa grande gêne. » (1).

---

(1) Holmes. *System of Surgery.* T. II, p. 798.

CHAPITRE II.

De la reduction.

On a vu plus haut que les fractures de l'extrémité inférieure du radius s'accompagnent ordinairement d'une déformation déterminée par le déplacement des fragments, et il nous semble que la première partie du traitement, nous dirons même la plus importante, consiste à remettre les fragments dans leur situation normale, en un mot, il faut faire la *réduction*.

Cette opération a lieu au début du traitement de la plupart des fractures, elle est indispensable en cas de déplacement. Si le chirurgien la néglige, la déformation persiste et le malade conserve un membre déformé dont les fonctions sont plus ou moins compromises (voir p. 20). Il n'en est plus de même lorsque les fragments ont conservé leurs rapports réciproques.

Les chirurgiens ont diversement apprécié les difficultés de cette manœuvre. « C'est un travail long et laborieux, dit Pouteau, qui n'est pas toujours suivi de succès. » (1)

Pour Dupuytren, la fracture se réduit facilement, mais il n'est pas toujours aisé de maintenir les fragments dans un rapport convenable (voir les observations). Gillette est du même

---

(1) Pouteau. *Œuvres posthumes*. T. II.

avis : « Réduire, si c'est possible, maintenir réduit si on le peut. » (1)

Voillemier énumère les dangers des tentatives de réduction ; il admet leur inutilité à cause de l'écrasement ou de la pénétration des fragments « Les manœuvres de réduction, écrit-il, doivent être faites avec une grande réserve, n'exercer sur la main qu'une traction très modérée, diriger les efforts plutôt contre le déplacement antéro-postérieur du fragment inférieur que contre le raccourcissement de l'os. » (2)

L'âge influerait beaucoup sur la facilité plus ou moins grande de la réduction, et, d'après Hamilton, elle s'obtiendrait très aisément chez les jeunes sujets.

Lorsqu'il y a pénétration du fragment supérieur dans l'inférieur, il est parfois impossible d'obtenir la réduction et le radius se trouve par cela même raccourci. Si la difficulté tenait à une contracture des muscles occasionnée soit par la lésion elle-même, soit par la douleur, il faudrait recourir au chloroforme.

Pour juger si la réduction est suffisante, il faut se baser sur les rapports des apophyses styloïdes des deux os de l'avant-bras, quand le membre est mis en pronation ; lorsque la réduction est complète, l'apophyse styloïde du radius doit descendre à près de un centimètre plus bas ; on peut encore comparer leur situation respective avec celles qu'elles occupent dans le membre congénère lorsqu'il est sain.

Quant à savoir le moment qu'il faut choisir pour opérer cette manœuvre, les avis sont partagés : — les uns veulent la réduction immédiate, le plus tôt possible après l'accident, — d'autres attendent quelques jours, jusqu'à ce que le gonflement soit diminué ou disparu, — d'autres enfin cherchent à produire une réduction progressive en donnant au membre fracturé une position particulière.

---

(1) Gillette. *Chirurgie journalière des Hôpitaux de Paris.* 1878 , p. 110.
(2) Voillemier. *Arch. de Médecine.* 1842, p. 269.

Il n'y a point de règle fixe qui détermine le moment où la réduction doit être faite ; en général, le chirurgien fait cette manœuvre avant d'appliquer un appareil, et cela arrive ordinairement quelques jours après l'accident. Cependant M. Bouilly préconise la réduction immédiate et fonde sur elle tout le succès du traitement. Il ne faut pas attendre trop longtemps, car ces manœuvres tardives pourraient amener le réveil de l'inflammation primitive.

Mais on peut encore avoir des succès, même par une réduction tardive, témoin le fait suivant que nous empruntons à Dupuytren.

OBSERVATION V. (Dumesnil, in Lec. clin. de Dupuytren).

Le nommé Assegond (Armand-Honoré), âgé de 39 ans, corroyeur, étant allé, le 29 juillet 1831, se promener aux Champs-Élysées, monta sur des chevaux de bois et tomba bientôt sur la paume de la main gauche. Il éprouva de suite une vive douleur à la partie inférieure de l'avant-bras ; une tuméfaction considérable survint et le soir même il alla trouver un médecin qui lui fit appliquer vingt sangsues sur cette même partie et lui prescrivit plusieurs fois le jour des bains locaux émollients. Le 30 juillet, légère diminution du gonflement, nouvelle application de quinze sangsues, continuation des bains locaux émollients ; le malade se plaint d'une vive douleur dans l'articulation radio-carpienne, on fait exécuter difficilement et douloureusement les mouvements de pronation et de supination.

Le malade reste dans cet état pendant douze jours.

Quoiqu'il y eût de l'amélioration dans les symptômes, Assegond, ennuyé de ne pouvoir se servir de son membre, prit le parti de venir à la consultation de l'Hôtel-Dieu, le 10 août.

L'avant-bras gauche avait à peu près son volume habituel. Le malade assurait être tombé sur la paume de la main gauche ; celle-ci paraissait beaucoup plus portée que d'habitude vers le bord radial de l'avant-bras. En pressant doucement sur le bord externe du radius, on sentait une légère dépression à peu près à un pouce de l'articulation inférieure.

En maintenant immobile le fragment supérieur du radius avec la main gauche, et en faisant exécuter à la main et au fragment inférieur des mouvements de pronation et de supination, on faisait mouvoir les deux fragments l'un sur l'autre sans obtenir de crépitation, mais on avait la sensation de deux corps mous glissant l'un sur l'autre.

Le lendemain, 11 courant, Assegond entre à l'Hôtel-Dieu, salle Ste - Marthe, n° 1. Tout étant convenablement disposé, l'avant-bras est plié à angle droit avec le bras ; un aide fait l'extension sur la main, un autre la contre-extension sur le bras. Dupuytren ramène les fragments dans leur position naturelle en portant fortement la main sur le côté cubital de l'avant-bras. On applique deux compresses graduées sur l'espace intérosseux et on le maintient par quelques tours de bande. Leur action est fortifiée par deux attelles qu'assujettissent des circulaires de la même bande. Après avoir appliqué ce bandage, Dupuytren place sur le bord interne du cubitus un coussinet épais, et ensuite une attelle de fer qui dépasse l'avant-bras et est recourbée inférieurement. Il incline la main de ce côté au moyen de quelques tours de bande.

Le malade, à cause de ses affaires, n'a pu rester que 18 jours à l'hôpital. On lui recommande de garder encore l'appareil chez lui pendant une quinzaine de jours.

Au bout de ce temps, on l'enlève et on remarque qu'il n'y a aucune difformité.

Cet homme, que nous avons eu occasion de voir assez souvent, se livre depuis longtemps, avec autant de facilité qu'avant son accident, aux travaux pénibles de sa profession.

Les procédés de réduction sont très nombreux ; nous nous bornerons à citer ceux des principaux chirurgiens qui se sont occupés de la question.

Goyrand réduisait immédiatement au moyen de l'extension et de la contre-extension ; il repoussait de ses deux mains les chairs des deux faces de l'avant-bras dans l'espace interosseux, puis les deux fragments l'un vers l'autre pour remédier au déplacement suivant l'épaisseur. C'est une opération facile ; mais la contention est plus difficile.

Voillemier embrasse le poignet avec les mains ; croisant les pouces sur le fragment inférieur ; il le redresse comme s'il s'agissait d'un morceau de bois vert et le replace dans l'axe du radius. Par une manœuvre analogue, il corrige le renversement en arrière de l'apophyse styloïde : il faut se garder, ajoute-t-il, de faire tirer sur la main.

Hamilton recommande dans la réduction de ne pas négliger de refouler en avant le fragment inférieur à l'aide d'une pression exercée sur le poignet en arrière, et le maintenir en place à l'aide d'une compresse. Il faut se garder de faire de l'extension violente du poignet dans les tentatives de réduction, quand il n'y a ni chevauchement ni pénétration des fragments, ce serait ajouter de nouvelles lésions à celles qui existent déjà.

Les mêmes précautions sont recommandées par Packard, qui veut une réduction aussi exacte que possible ; dans les tentatives, agir autant qu'on le peut sur les fragments, ne point faire l'extension sur la main seule.

Dans les méthodes que nous venons d'exposer, les chirurgiens agissent directement sur les fragments pour les remettre dans leurs rapports normaux, ils n'exercent qu'avec grande prudence des tractions sur la main. Dans les procédés suivants, c'est surtout en agissant sur la main que la réduction est obtenue.

Gillet, dans sa thèse, dit qu'il faut mettre la main en pronation, puis faire l'extension surtout du côté cubital, la contre-extension et la coaptation.

Pétrequin veut aussi porter la main dans l'adduction, mais il fait de l'extension sur le pouce seul.

Pour Philippeaux, il faut réduire, et, comme la fracture se fait ordinairement par renversement forcé de la main en arrière, il faut pour la réduire donner à la main une direction inverse à celle dans laquelle s'est produite la fracture, c'est-à-dire la porter dans la flexion forcée en avant.

Velpeau et Lecomte appliquent aussi ce procédé à la réduction immédiate, car la flexion agit dans le sens opposé au mécanisme de l'arrachement (Fig. 10.) Pour faire la réduction , M. Legouest applique le siège de la fracture sur son genou et imprime un mouvement d'extension au poignet.

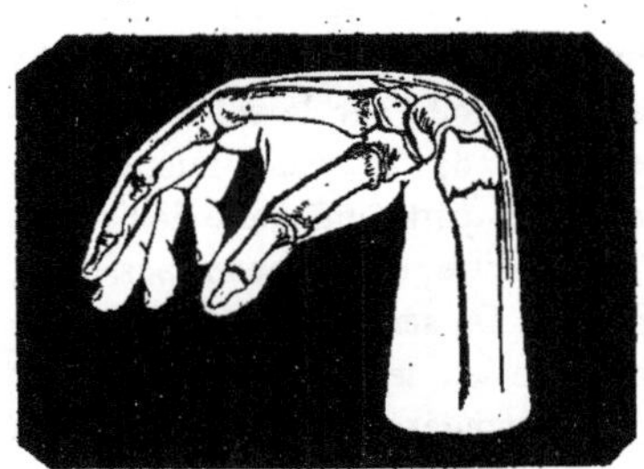

Fig. 10. — Position donnée par Velpeau pour faciliter la réduction. (Nélaton , Pathologie externe).

Pour réduire, M. Tillaux saisit l'avant-bras d'une main, le poignet de l'autre, et exerce une traction brusque et subite en sens inverse, sans prévenir le malade, et en fléchissant l'avant-bras sur le bras. Ce procédé nous semble assez violent, et nous nous abstiendrons de l'employer par crainte de déterminer de nouveaux troubles dans le membre fracturé.

Certains chirurgiens, Hervez de Chegoin, Robert, Larrey, pensent obtenir la réduction secondaire par la flexion de la main, dont le poids exerce sur le poignet une sorte d'extension continue.

De même Nélaton et M. Després renoncent pour presque tous les cas aux manœuvres de réduction ; l'appareil suffit , d'après eux, pour replacer graduellement les fragments dans leurs rapports normaux.

Nous comptons peu sur cette réduction secondaire. Nous préférons chercher les moyens faciles propres à réduire immédiatement, car la réduction que l'on obtient au moyen d'un simple appareil, est presque toujours incomplète: l'observation suivante en est un exemple.

Observation VI, (personnelle).

Le maçon Henri L......, âgé de 49 ans, défaisait un échafaudage le 13 juillet 1887 : le trait qui lui servait à descendre une planche s'est embarrassé dans sa jambe, et il est tombé sur le sol d'une hauteur de cinq mètres. Il existe une fracture de l'extrémité inférieure du radius gauche avec gonflement de toute la partie inférieure de l'avant-bras ; les mouvements spontanés sont limités, mais encore possibles, sauf ceux de pronation et de supination. On sent de la crépitation sur le radius, sans grande mobilité anormale ; le cubitus est indemne ; l'apophyse styloïde du radius semble remontée. Le 14 juillet, M. Van Becelaere applique l'attelle *radiale* sans faire la réduction préalable par l'extension et la contre-extension, il cherche à l'amener progressivement par le sens du passage des bandes, qui renversent la main sur son bord cubital ; le blessé souffre moins après application de l'appareil.

Le 15, la réduction, déjà obtenue en partie, est complétée ; on l'obtient par l'extension, pendant laquelle on constate la mobilité anormale, mais non la crépitation. On applique ensuite une attelle *radiale* qui soulage le blessé. Celui-ci a un embarras gastro-intestinal qu'on traite par le sulfate de magnésie.

Le 18 juillet, le malade va très bien : il éprouve un grand soulagement du côté de l'avant-bras qui n'est plus douloureux.

Le 23, on applique un appareil silicaté sur l'avant-bras, le poignet et la région métacarpienne, avec le pouce libre.

Cet appareil est enlevé le 6 août : il existe des mouvements dans tous les sens, mais tous sont incomplets ; (bains chauds d'une heure tous les jours).

Le 9 août, la main et le poignet sont tuméfiés, on complète le traitement par du massage quotidien.

13 août. — La tuméfaction est très diminuée ; il existe dans tout le pourtour du poignet une chaleur locale assez manifeste M. Guermonprez fait prendre des bains très chauds de deux heures.

Le 18 août, la flexion des doigts devient facile dans les deux articulations terminales, mais non dans les métacarpo-phalangiennes. Il reste un peu de douleur dans l'annulaire. On trouve un reste de déviation de l'axe du membre dans le sens latéral, malgré les soins antérieurs.

Le blessé reprend son travail le 6 septembre, et achève de se guérir en travaillant progressivement.

La méthode que nous préférons pour réduire consiste à combiner une extension progressive avec une contre-extension modérée, et à compléter ces efforts par des manœuvres de coaptation, en ayant soin de n'exercer sur la main que des tractions très doucement conduites. On aura soin, si le fragment inférieur fait une forte saillie en arrière, de le repousser en avant; si la main est dans l'abduction, il faudra faire de l'extension en portant suffisamment la main vers son bord cubital.

Lorsqu'il y a écrasement du fragment inférieur et fracture articulaire, on doit s'abstenir de grands efforts de réduction, ceux-ci ne feraient qu'augmenter les douleurs et les symptômes de l'arthrite.

CHAPITRE III.

Des moyens de contention.

On vient de voir que, pour obvier au déplacement de la fracture de l'extrémité inférieure du radius, il faut opérer une
réduction aussi exacte que possible ; mais là ne doit pas se bor-
ner le rôle du chirurgien ; les fragments doivent être mainte-
nus dans leurs rapports normaux jusqu'à ce que la consolidation
soit suffisante pour empêcher le retour du déplacement,

Nous n'avons pas la prétention de décrire tous les appareils
qui ont été employés jusqu'ici dans les fractures du radius ;
nous nous bornerons à exposer les méthodes principales et les
principes sur lesquels elles reposent.

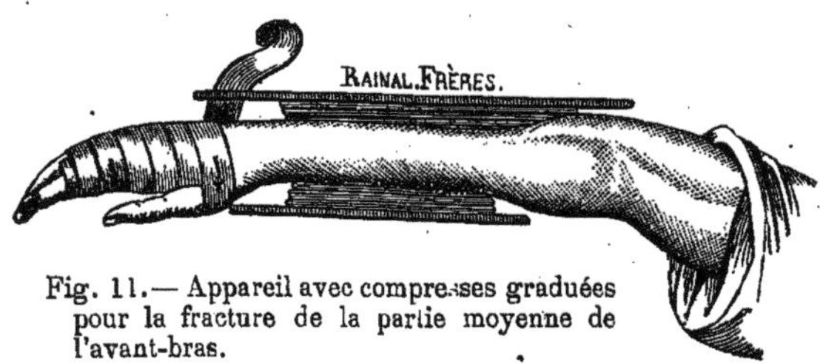

Fig. 11.— Appareil avec compresses graduées
pour la fracture de la partie moyenne de
l'avant-bras.

Les premiers chirurgiens qui reconnurent les fractures de
l'extrémité inférieure du radius les traitèrent comme de simples fractures de l'avant-bras : leur grande préoccupation était
de conserver l'espace interosseux (Fig. 11). Pour ce motif,

Pouteau mettait sur le membre fracturé, deux larges attelles, remplissait les interstices avec du linge ou des étoupes, et par dessus le tout il plaçait une bande assez serrée.

Desault faisait de la compression uniforme sur toute la circonférence du membre ; il plaçait trois ou quatre attelles sur toute la longueur des os fracturés, afin que les tours de bande n'agissent pas immédiatement sur eux.

Baudens se servait, pour maintenir l'espace interosseux, d'un ressort élastique en forme de fer à cheval, dont les deux extrémités s'appuyaient de chaque côté de l'avant-bras, au niveau du siège de la fracture.

Ces chirurgiens se faisaient une fausse idée de l'espace interosseux ; le ligament de ce nom ne descend point jusqu'à l'extrémité inférieure des deux os de l'avant-bras ; il n'existe plus au niveau du siège ordinaire de la fracture du radius : il était par conséquent inutile de chercher à écarter du cubitus les fragments du radius qui ont peu de tendance à s'en rapprocher. Dupuytren, Goyrand et beaucoup d'autres sont tombés dans cette erreur.

Dupuytren fit remarquer le premier que dans la fracture du radius, la main était souvent placée dans l'abduction, et avait de la tendance à reprendre cette position vicieuse après la réduction. Il inventa une attelle, qu'il nomma attelle cubitale, destinée à mettre la main dans l'adduction forcée. C'était une lame de fer, recourbée suivant son plat, de un pouce de large, garnie de boutons dans la concavité. Elle s'appliquait par dessus l'appareil ordinaire des fractures de l'avant-bras, du côté cubital. Un coussinet, placé au niveau de la tête du cubitus, contribuait à porter plus en-dedans l'extrémité inférieure. Avec une petite bande ou un lacs assez large on attirait la main le long de l'attelle coudée où elle se trouvait dans l'adduction forcée. Le but de Dupuytren était de corriger l'abduction de la main, et de maintenir une réduction exacte en cas de pénétration des fragments, en faisant une sorte d'extension continue sur

l'extrémité inférieure du radius. L'observation suivante que
nous empruntons à Dupuytren donne une description minutieuse
de son appareil et des résultats que l'on obtient par son application (Fig. 12).

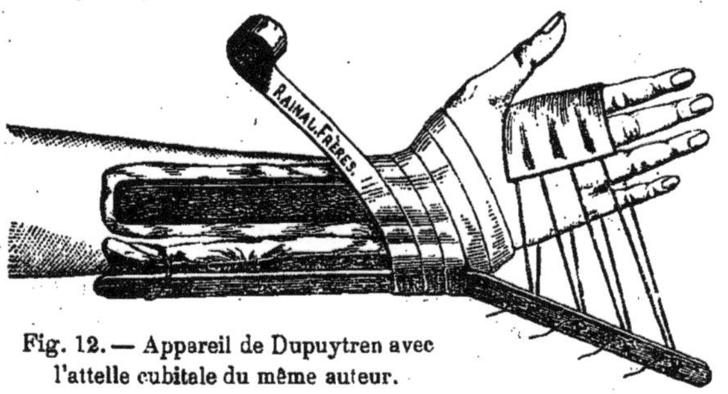

Fig. 12. — Appareil de Dupuytren avec
l'attelle cubitale du même auteur.

OBSERVATION VII. (Duclos, in. Leç. Clin. de Dupuytren).

La nommée Constance Varin, âgée de 58 ans, d'une bonne cons-
titution, descendant un escalier le 3 décembre 1819, fut prise tout à
coup d'un étourdissement et tomba à la renverse. Ayant promte-
ment recouvré sa connaissance, elle continua sa marche, quoique
éprouvant de très vives douleurs à la partie inférieure et externe de
l'avant-bras gauche. Amenée à l'Hôtel-Dieu le jour même de l'accident, la malade ne sut pas indiquer la partie du membre qui avait
porté pendant la chute ; mais il fut aisé de voir que c'était la paume
de la main, car cette dernière région était seule salie par la boue
qui recouvrait les marches de l'escalier.

Le carpe de la main gauche faisait une saillie très prononcée en
arrière et offrait une concavité en avant ; le cubitus de ce côté présentait une convexité vers sa partie inférieure et interne, comme s'il
eût éprouvé dans ce point une courbure ; à la partie inférieure du
bord radial de l'avant-bras, l'on observait un enfoncement très marqué ; la main était fortement dirigée en dehors sur le bord radial de
l'avant-bras ; l'on sentait une crépitation manifeste, la malade éprou-
vait dans ce point de très vives douleurs et ne pouvait exécuter les
mouvements de pronation et de supination. Saisissant d'une main

l'avant-bras et de l'autre le poignet, puis exerçant une forte traction, il était facile de rendre au membre sa conformation première, qu'il perdait aussitôt qu'on l'abandonnait à lui-même.

A ces signes, Dupuytren reconnut une fracture à l'extrémité inférieure du radius. Après l'avoir réduite et donné au membre sa conformation naturelle, il appliqua l'appareil ordinaire ayant pour but d'obtenir une compression antéro-postérieure et par cela même de laisser subsister l'espace interosseux. Dans cette intention, après avoir enveloppé la main de jets de bande formant des croisés, il plaça deux compresses graduées sur la face postérieure de l'avant-bras, et deux autres sur la face antérieure, deux attelles flexibles par-dessus ; puis, avec la bande qui avait servi à exercer les croisés autour de la main, il fit un grand nombre de circulaires dans toute la longueur de l'avant-bras.

Le premier appareil méthodiquement appliqué, Dupuytren plaça vers la partie inférieure du bord cubital de l'avant-bras malade un coussin carré de deux pouces d'étendue et d'un pouce d'épaisseur : par dessus et tout le long du bord cubital, il mit l'attelle de ce nom au moyen d'un premier lacs passé autour de la partie supérieure de l'avant-bras, et noué à la partie supérieure et externe de l'attelle d'acier, au moyen d'un deuxième lacs beaucoup plus large et beaucoup plus doux que le premier, et dont le centre vint prendre appui sur le deuxième os du métacarpe ; il ramena fortement la main en dedans sur la convexité de la courbure de l'attelle ; puis il fixa les extrémités du lacs sur la concavité, entre deux des clous situés en cet endroit ; le membre fut ensuite placé demi-fléchi sur un oreiller recouvert d'un drap.

Plusieurs fois cet appareil se relâcha, on fut obligé de resserrer les lacs ; il fut levé le trentième jour de son application ; le membre avait alors recouvré sa force naturelle ; la main, pendant les premiers jours se portait un peu vers le bord cubital de l'avant-bras ; la malade ressentait de légères douleurs dans l'articulation radio-carpienne ; les mouvements de pronation et de supination étaient gênés et douloureux ; peu à peu cet état de gêne diminua ; la malade sortit parfaitement guérie le 19 janvier 1820, quarante-sept jours après son entrée, ne conservant pas la plus légère difformité.

En Angleterre, Cline cherche à obtenir le même résultat par un moyen différent ; il applique l'appareil ordinaire des fractures, et place l'avant-bras dans une écharpe, entre la pronation et la supination ; la main pendante au dehors est portée par son poids dans une adduction forcée (fig. 16 ; page 43).

L'attelle cubitale de Dupuytren a été modifiée par les chirurgiens qui l'ont suivi. Ceux-ci ont adopté le principe, mais les moyens d'application varient. Blandin se sert de deux attelles recourbées vers le côté cubital à leur partie inférieure : il les applique sur les faces antérieure et postérieure de l'avant-bras ; la bande qui maintient les attelles, ramène la main entre elles dans l'adduction. Boyer, Dumesnil, Baudens ont imaginé des moyens plus ou moins ingénieux destinés à porter la main du côté cubital.

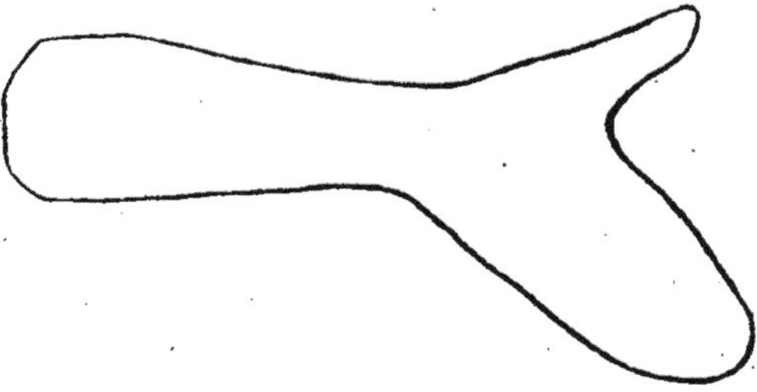

Fig 13. — Modèle primitif de l'attelle radiale de M. Guermonprez.

M. Guermonprez a simplifié l'appareil de Blandin : il n'emploie qu'une seule attelle coudée à la partie inférieure, de manière que la main reposant sur cette attelle par la face palmaire, soit placée dans une *adduction complète*. Cette attelle, que M. Guermonprez appelle *radiale*, parce qu'elle s'applique dans les fractures de l'extrémité inférieure du radius, est utile dès que la réduction est obtenue. Elle descend jusqu'à l'extrémité des doigts, (fig. 13) ou bien s'arrête au niveau du pli métacarpo-phalangien, de manière à laisser la possibilité des mouvements de flexion et d'extension des doigts (fig. 14)

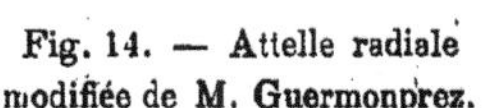
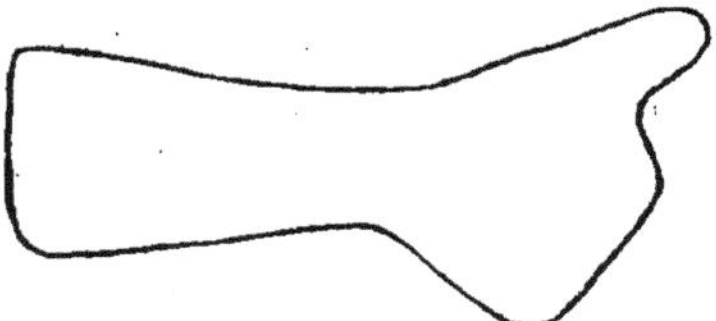

Fig. 14. — Attelle radiale modifiée de M. Guermonprez.

Le pouce est fixé sur une pièce accessoire de l'attelle, ou bien il est laissé entièrement libre, au gré du blessé qui indique lui-même laquelle des deux situations lui procure le plus de soulagement L'appareil est enlevé du dixième au quinzième jour, et, dans quelques cas, beaucoup plus tôt, même dès le quatrième jour.

OBSERVATION VIII. (personnelle).

Le manœuvre Léon S....., âgé de 25 ans, tomba dans une cave en transportant des briques, le 25 juillet 1887. A l'examen du blessé, on remarque l'existence d'une fracture du radius droit ; il existe une déformation en dos de fourchette. On applique un appareil provisoire composé d'une attelle ouatée droite, et de bandes ramenant la main sur son bord cubital.

Le 27, l'avant-bras est gonflé. On desserre l'appareil le 30 juillet : la réduction de la fracture est trouvée incomplète ; la distance entre les deux apophyses styloïdes n'est pas de un centimètre ; le fragment supérieur du radius est encore saillant en avant ; le membre tout à fait impuissant. Pendant les manœuvres de réduction, que l'on réussit à compléter, il se produit de très petites crépitations du côté cubital du carpe ; elles sont accompagnées d'une douleur qui s'irradie dans tout le poignet. On installe une attelle radiale.

Le 4 août, on installe de nouveau l'attelle, après avoir placé un coussinet formé d'un fragment de liège et d'ouate en avant de l'extrémité inférieure du fragment supérieur, de manière à refouler la saillie qui se trouve à ce niveau.

Le 9 août, on mobilise les articulations du poignet et des doigts.

L'attelle radiale est remplacée par une attelle palmaire simple, à partir du 13 août, (massage quotidien et manuluves chauds.)

Le 27 août, la saillie de la face palmaire du radius a presque disparu ; mais une autre saillie se manifeste en avant de l'extrémité inférieure du cubitus. Les mouvements de supination sont très limités ; ceux de pronation le sont moins ; on ne sent pas de frottements qui permettent de mettre en cause les synoviales des fléchisseurs. Cette difficulté dans les mouvements disparut au bout de dix jours, pendant lesquels le massage fut continué.

OBSERVATION IX. (personnelle).

Le chauffeur Henri D......, âgé de 50 ans, fit une chute dans un geste de maniement énergique d'une rallonge sur un gros robinet d'alimentation d'eau pour la chaudière. L'accident eut lieu le 31 janvier 1887. On appliqua une attelle radiale pour une fracture du radius gauche ; on mit au bout de quinze jours un appareil silicaté. Le 28 février on ne parvient pas à trouver la moindre trace de cal en aucun point du radius : les articulations sont seules intéressées par l'immobilisation. Le 6 mars les mouvements du poignet sont encore très limités ; ceux des doigts sont tous revenus ; (frictions avec huile camphrée et massage). Le blessé reprend son travail le 20 mars.

OBSERVATION X (personnelle).

Le nommé Philippe G..., âgé de 35 ans, passe, le 7 juillet 1887, sur une poutrelle qui bascule : l'ouvrier perd l'équilibre et tombe dans une cave d'une hauteur de quatre mètres.

On remarque, à l'examen du membre blessé, des phlyctènes sur la face dorsale du poignet gauche. Le siège ordinaire de la fracture de l'extrémité inférieure du radius est peu douloureux ; le poignet est très tuméfié, l'apophyse styloïde du radius peu remontée ; la déformation en dos de fourchette est très nette. Après avoir fait la réduction, l'immobilisation est maintenue sur une palette ordinaire qui est remplacée, deux jours après, par une attelle radiale.

Le 24 juillet, l'œdème a totalement disparu sur la face dorsale ; la sensibilité persiste dans toute la partie radiale de l'articulation et particulièrement dans l'articulation qui a subi l'entorse.

Le 13 août, le blessé a repris son travail.

OBSERVATION XI (personnelle).

Auguste D..., 48 ans, homme de peine, est tombé sur le poignet en portant un sac de son, le 26 juillet 1886.

On trouve d'abord de la douleur et du gonflement du poignet, surtout aux faces antérieure et radiale ; on applique trois ventouses scarifées.

Le 27, on remarque que le gonflement du poignet a encore augmenté depuis la veille, les ventouses n'ont donné qu'un soulagement momentané. Les mouvements de flexion et d'extension de la main, quoique limités par suite du gonflement, se font assez facilement. Au niveau du radius, à deux doigts environ de l'articulation radio-carpienne, on constate un point douloureux. De plus à ce niveau si l'on suit la crête postérieure du radius, on remarque une dépression notable. Enfin en comparant les deux avant-bras, on s'aperçoit que du côté sain l'apophyse styloïde du radius descend environ un centimètre plus bas que celle du cubitus ; du côté malade, au contraire, cette apophyse styloïde semble remonter un peu plus haut que l'extrémité inférieure du cubitus. De tous ces signes, douleur, déformation et raccourcissement, on conclut à une fracture du radius au siège ordinaire. La déformation en dos de fourchette n'existe pas. Le fragment inférieur paraît s'être porté en avant et s'être légèrement enfoncé dans le fragment supérieur.

Après avoir réduit, on applique l'attelle radiale comme à l'ordinaire.

Le 28, le malade, après avoir ressenti quelques douleurs pendant la nuit se trouve soulagé.

Le 30 juillet, une ecchymose tardive se manifeste et remonte au-dessus du pli du coude.

Le massage est commencé le 23 août. Quelques jours après on

croit remarquer une légère tuméfaction de l'extrémité inférieure du cubitus.

Le blessé reprend son travail le 30 août, parce qu'il ne souffre plus et se trouve suffisamment vigoureux pour faire son travail ordinaire.

Observation XII (personnelle).

Le maçon Odon B..., âgé de 50 ans, en trébuchant sur une brique, le 28 mars 1887, tomba en bas de l'échafaudage d'un mètre de hauteur. Il est tombé sur la tête d'abord, puis sur la main droite ; le sol était de la terre ordinaire.

Le blessé présente une fracture de l'extrémité inférieure du radius avec esquilles probables, car on sent de la crépitation et de la mobilité anormale dans tous les mouvements imprimés à l'os. La déformation en dos de fourchette n'existe pas ; l'apophyse styloïde radiale se trouve remontée ; on trouve un épaississement de l'os au-dessus de la tête, et plus haut une encoche assez profonde, la pression sur l'os et la torsion de la main en dedans provoquent de la douleur. On fait la réduction et on immobilise sur une attelle radiale.

29 mars. On trouve encore une dépression dorsale au-dessus du fragment inférieur du radius ; il reste un peu de mobilité anormale, mais plus aucune crépitation. La tuméfaction n'est pas très intense et la réduction est presque complète.

31 mars. La première nuit a été interrompue par quelques douleurs, la deuxième a été bonne ; les seules douleurs sont au niveau des articulations métacarpo-phalangiennes des quatre derniers doigts.

2 avril (5e jour). Il n'y a plus aucune douleur, l'ecchymose est étendue jusqu'au pli du bras. Il n'y a pas de sensibilité à la pression des articulations métacarpo-phalangiennes, il existe quelques mouvements des doigts ; les mouvements du membre ne sont pas douloureux pourvu qu'ils soient modérés. On supprime l'attelle radiale et on applique une bande roulée par dessus une bonne couche d'ouate. Une simple attelle palmaire droite soutient le membre qui est défaillant.

9 avril. Il s'est développé une légère tuméfaction de la main, mais aucune douleur dans l'avant-bras ; même appareil avec attelle droite.

12 avril. Il n'y a plus de tuméfaction sur le poignet, il en reste un
peu sur le métacarpe ; l'ecchymose de teinte grise ne persiste que
dans la moitié inférieure de la face antérieure de l'avant-bras.

23 avril. Le massage que l'on avait commencé depuis quelques jours,
est suspendu à cause de quelques douleurs.

28 avril. Il ne reste ni tuméfaction, ni sensibilité ; on fait au blessé
trois séances de massage chaque semaine, et il reprend son travail le
21 mai.

L'*attelle radiale* ne s'emploie pas dans tous les cas de fracture du radius ; lorsqu'il n'y a pas de déplacement, il est inutile
de porter la main du côté cubital ; on se sert alors d'un
appareil très simple destiné à immobiliser la main et le poignet
pendant quelques jours.

Hamilton pense que cette adduction forcée est très douloureuse et insupportable pour le malade ; cependant dans les
observations que nous avons recueillies, aucun blessé ne s'est
plaint de l'appareil ; tous au contraire se sont trouvés très sou-
lagés, car l'adduction que nous recherchons est complète, mais
non forcée. Hamilton ne rejette pas absolument l'attelle coudée
en crosse de pistolet (fig. 15). (C'est ainsi qu'il nomme l'attelle

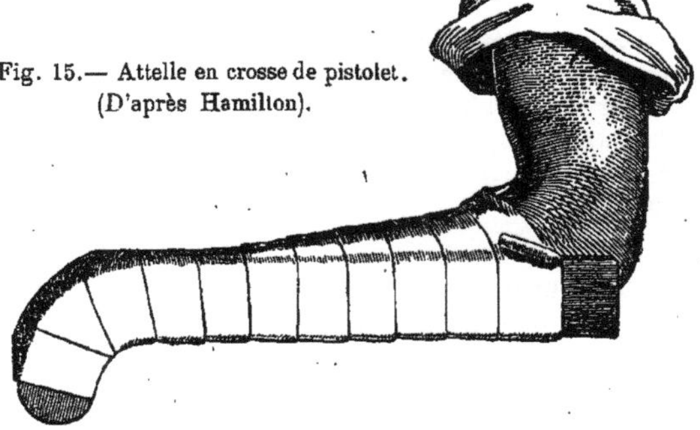

Fig. 15.— Attelle en crosse de pistolet.
(D'après Hamilton).

radiale). Peu utile comme moyen d'extension et de contention
« elle a une valeur considérable à un autre point de vue, et elle

ne peut certainement se montrer nuisible. L'adduction de la main porte en dehors, vers le bord radial des attelles, l'extrémité inférieure des deux os, radius et cubitus, et en plaçant le radius plus en vue, elle met le chirurgien à même de juger de l'exactitude de la réduction, et de surveiller plus aisément l'état et la situation des compresses. » (1) (fig. 16).

Beaucoup de chirurgiens placent la main en adduction dans le traitement des fractures de l'extrémité inférieure du radius ; l'attelle *radiale* que l'on emploie pour amener la main vers son bord cubital s'applique à la face palmaire de l'avant-bras , du poignet et de la main , et il est bon qu'elle ne descende pas au-dessous du pli métacarpo phalangien.

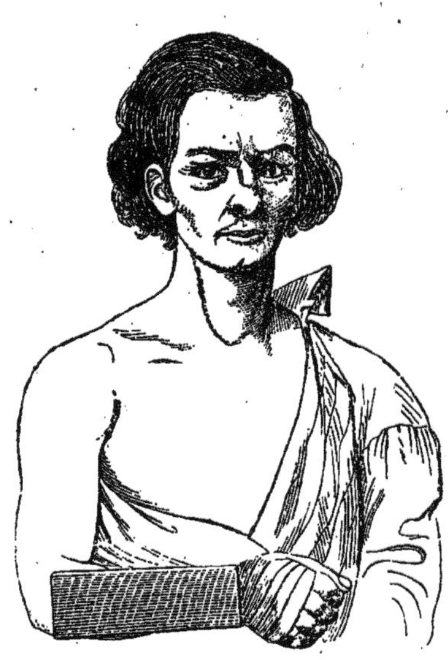

Fig. 16. — Appareil complet d'Hamilton : l'attelle antérieure coudée ne se voit pas , l'attelle postérieure est seule visible. Les lignes blanches marquent la place du bandage roulé. On n'a pas figuré l'écharpe afin de laisser les autres parties de l'appareil bien en vue.

C'est sur un tout autre principe que Goyrand et Malgaigne ont basé l'application de leurs appareils. Pour eux, le déplacement le plus fréquent étant la saillie en arrière du fragment inférieur du radius, il importe de repousser directement en avant ce fragment inférieur.

---

(1) Hamilton. *Traité des Fractures et Luxations*. Trad. Poinsot p. 359.

Goyrand plaçait des compresses au niveau de l'espace interosseux, et en avant de la fracture où il les repliait en forme de coussinet L'attelle antérieure descendait jusqu'à l'éminence thénar, l'attelle postérieure un peu plus bas. Goyrand modifia plus tard, ce premier appareil auquel Malgaigne avait reproché avec raison de repousser en arrière le fragment inférieur, et de favoriser par conséquent la déformation qu'il voulait corriger ; il fit plus court et uniforme le coussinet placé à la face antérieure du poignet.

L'appareil de Malgaigne diffère d'abord très peu du précédent : les attelles dorsale et palmaire ne descendent que jusqu'à la 2ᵉ rangée des os du carpe, pour laisser à la main tous ses mouvements. Plus tard le mode d'application des attelles est changé ; « on parviendrait, écrit Malgaigne, plus sûrement à remettre en place le fragment inférieur du radius qui entraîne la main, avec deux attelles latérales, agissant de la même manière que les attelles dorsale et palmaire contre le déplacement en arrière ; ainsi l'attelle du radius presserait sur le fragment inférieur, moyennant un coussinet qui tendrait à le repousser en dedans ; l'attelle cubitale, sur la tête du cubitus, à l'aide d'un coussinet qui tendrait à le repousser en dehors ; et la main, restée libre, serait abandonnée à son propre poids en dehors de l'écharpe, suivant la pratique de Cline et d'Astley Cooper. » (1)

Voillemier, pour combattre le renversement du fragment inférieur, se borne à l'application de compresses longuettes à la partie postérieure, soutenue par une attelle qui descend jusqu'à la racine des doigts.

Bonnet, de Lyon, emploie deux attelles antérieure et postérieure. L'attelle antérieure repose sur un coussin assez épais qui permet de maintenir « la main dans la flexion en avant de manière à décrire, au niveau de son union avec l'avant-bras,

---

(1) **Malgaigne.** *Traité des Fractures et Luxations.* T. I, p. 617.

une concavité de 3 à 4 centimètres de hauteur. » (1) S'il le faut, il applique sur la face postérieure du fragment inférieur, un petit coussin destiné à le repousser davantage en avant.

Nélaton applique, sur la face dorsale du carpe et sur le fragment inférieur du radius, deux ou trois compresses graduées placées transversalement. D'autres sont appliquées à la face palmaire de l'avantbras, parallèlement à l'axe du membre ; ces compresses sont repliées à leur extrémité inférieure, de manière à présenter un bord assez épais, qui doit être placé à un centimètre environ au-dessus de la saillie transversale que forme le fragment supérieur. Puis deux attelles sont fixées à l'aide d'une bande roulée ; l'attelle dorsale appuie sur les compresses graduées, qui recouvrent le fragment inférieur, de sorte que celui-ci se trouve repoussé en avant.

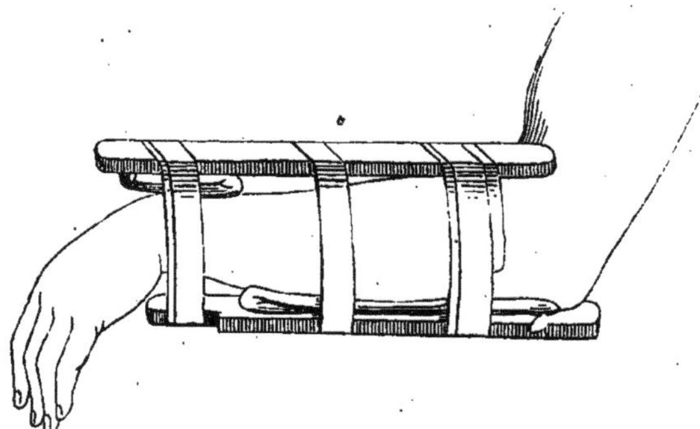

Fig. 17. — Appareil de Nélaton. (Pathologie externe).

M. le professeur Trélat reproche aux compresses graduées de faire des plis à la peau, et les remplace par des coussinets d'ouate.

Follin, Gosselin, M. Després et beaucoup d'autres chirurgiens

---

(1) Philippeaux. *Du traitement des Fractures de l'extrémité inférieure du radius.* (Bulletin de Thérapeutique, 1850).

se servent de ce même appareil, qui n'est que celui de Malgaigne, avec quelques modifications. La différence porte sur la
longueur des attelles ; le mode d'application des coussins ou des
compresses graduées, ou sur les moyens de contention des
pièces de l'appareil. Il vaut mieux employer des bandelettes
de diachylon, ou des courroies élastiques bouclées, au lieu
d'une bande roulée : celle-ci recouvre complètement le siège
de la fracture et empêche une surveillance exacte du poignet.

Dans tous ces appareils, l'avant-bras et la main sont placés
dans une position intermédiaire entre la pronation et la supination ; la main est tantôt libre, tantôt comprise entre les
attelles. Sédillot place la main en supination pour faire la
réduction ; une fois celle-ci opérée, il applique un appareil
amidonné ou dextriné. Tout le succès du traitement réside
pour lui dans le maintien de la main en supination. Sédillot cite
de nombreux cas de fractures du radius guéris rapidement et
sans déformation par cette méthode ; mais ce chirurgien n'a
guère eu d'imitateurs, et il semble que le maintien de la main
en supination pendant plusieurs semaines, doit causer au
malade de la douleur et de la gêne qui rendent cette position
insupportable.

Nous ne ferons que mentionner la méthode de Godin, Huguier
et de M Diday : ces chirurgiens voulant rendre au radius sa
longueur primitive, et craignant le raccourcissement de l'os,
ont imaginé de traiter la fracture du radius à sa partie inférieure, par l'extension continue au moyen d'appareils plus ou moins compliqués (fig. 18). Cette méthode n'est guère applicable que

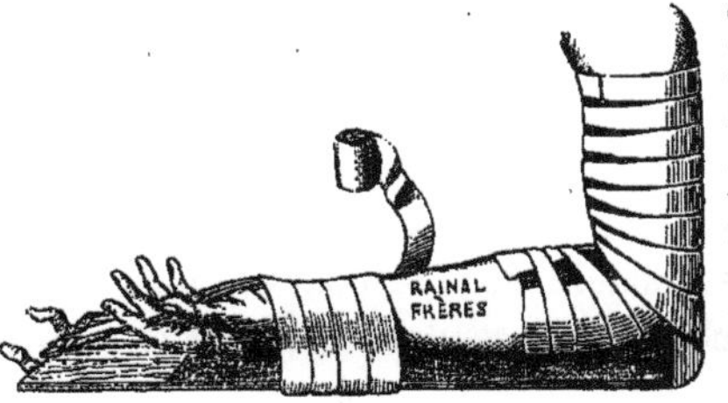

Fig. 18. — Appareil avec extension continue.

s'il y a une importante pénétration des fragments l'un dans

l'autre ; elle semble assez difficile à mettre en pratique.
Pour que l'extension puisse se produire , pour que l'appareil ne glisse pas , il faut exercer une forte compression
sur l'avant-bras ainsi que sur le talon de la main ; cela ne peut
se faire sans occasionner au blessé de vives douleurs, qui rendent l'appareil difficile à supporter : on s'expose en outre à
exercer une compression trop forte sur l'avant-bras. Velpeau
cherche dans certains cas à obtenir le même résultat par
l'application d'une manchette inamovible qu'il laisse pendant
quinze jours ; mais celle-ci cache la partie blessée et n'immobilise que bien peu les fragments.

D'après Robert, réduction et traitement seraient obtenus
par la seule position de la main. « Le blessé étant couché dans
son lit, l'avant-bras est étendu horizontalement par sa face
palmaire, sur un coussin bien rempli de balle d'avoine, et placé
parallèlement au tronc. Ce coussin présente un bord étroit qui
répond à trois travers de doigt au-dessus du pli palmaire, c'est-
à-dire un peu au-dessus du niveau de la fracture, de manière
que la main, privée de soutien, soit pendante au-devant de ce
bord, sans que les doigts touchent le lit. » (1) L'état inflammatoire est combattu par des applications de sangues, des réfri-
gérants. Au bout de dix jours, le blessé se lève et soutient
l'avant-bras au moyen d'une écharpe, la main pendante en
dehors.

Par ce moyen, Robert cherche à exercer l'extension continue par la flexion de la main, dont le poids agirait à la longue
comme les appareils destinés à l'extension. Ce traitement est
insuffisant au point de vue de la réduction quand le déplacement est notable, et quand l'engrènement est bien marqué.

Actuellement, les chirurgiens tendent à remplacer le sdivers

---

(1) Robert. *Considérations sur les fract. de l'extrémité infér. du radius.*
(Union médicale, 1853, p. 35).

appareils de contention, par des appareils à durcissement rapide. Dans le traitement des fractures de l'extrémité inférieure du radius, le meilleur appareil, d'après M. Bouilly, consiste dans la gouttière plâtrée antérieure, appliquée dès que la réduction est faite et placée sur le membre en pronation, depuis le coude jusqu'au pli métacarpo-phalangien La réduction doit être maintenue tant que la dessication de l'appareil n'est pas complète ; puis la gouttière est tenue en place au moyen de bandelettes de diachylon. » (1).

M. Tillaux emploie de même une gouttière plâtrée à laquelle il donne. la forme du membre. Nous avons vu maintes fois M. le professeur Duret, se servir, dans les fractures du radius, d'une demi-gouttière plâtrée antérieure ; le membre était placé dans une adduction légère jusqu'à dessication de l'appareil.

Ce mode de contention est aussi simple que les attelles en bois ; l'appareil plâtré se moule sur le membre, immobilise parfaitement les fragments, et permet une surveillance continuelle du siège de la fracture ; entre des mains habiles, il peut bien remplacer, surtout dans les services hospitaliers, l'attelle radiale, dont il réalise les avantages d'une manière extemporanée. Les blessés paraissent cependant préférer le bois dont la pesanteur est toujours moindre que celle d'un appareil plâtré.

Une indication capitale doit être remplie lorsqu'on applique un appareil quelconque pour une fracture de l'avant-bras : il faut éviter d'exercer une constriction trop forte. Les artères, au niveau de la partie inférieure de cette région sont placées superficiellement à la partie antérieure, et leur compression est facile. Il en résulte une gêne très grande de la circulation : celle-ci amène une durée plus longue du gonflement et de l'épanchement dans le tissu cellulaire par la compression des

---

(1) Reclus, Peyrot, Bouilly et Kirmisson. *Manuel de Pathologie externe.* T. IV, p. 493.

veines ; on a vu même des cas malheureux suivis de gangrène amenant la perte totale du membre ou la mort du malade.

Dupuytren a laissé deux observations remarquables à ce point de vue, dans l'un des cas, le blessé eut l'avant-bras trop serré par un appareil destiné à maintenir une fracture du radius ; on fit l'amputation dans l'articulation. Survint une pleurésie qui emporta le malade. L'autre n'eut pas un résultat aussi fâcheux.

Observation XIII (Dupuytren).

Antoine Rilard, garçon épicier, 44 ans, se fracture le radius droit en descendant dans une cave le 19 février 1828. Il entre le même jour, à la Charité, salle Sainte-Vierge, n° 28. La fracture de la partie inférieure du radius ayant été réduite, on applique un appareil un peu trop serré. Malgré un grand gonflement et de vives douleurs, on ne le lève que le quatrième jour ; la main est froide, gonflée ; l'avant-bras, couvert de phlyctènes, est rouge, douloureux : (25 sangsues, cataplasmes et bains émollients). Les jours suivants, la douleur et le gonflement sont diminués ; il semble qu'une fluctuation se manifeste à la face palmaire de l'avant-bras. Le malade a de la fièvre ; il est sans appétit, sans sommeil. Le 7 mars, le chirurgien en chef plonge un bistouri dans l'endroit où il croyait sentir de la fluctuation ; il ne sort pas de pus. On fait plusieurs scarifications sur l'avant-bras. Les douleurs et la fièvre continuent ; la suppuration est sanieuse, les forces du malade diminuent ; la langue est rouge et sèche. Excision de portions mortes des fléchisseurs ; gonflement de la main, de l'avant-bras, gangrène de la peau. Il n'y a plus de ressource que dans *l'amputation* qui est pratiquée le 9 avril au *tiers inférieur du bras*. Depuis ce moment, il ne s'est rien présenté de remarquable, et le malade est sorti de l'hôpital parfaitement guéri.

Gosselin (1), dans sa clinique chirurgicale, rapporte l'histoire lamentable d'une femme de 70 ans, à qui son chirurgien

---

(1) L. Gosselin. *Clinique chirurgicale de l'hôpital de la Charité*. 3ᵉ édition. Paris 1879. t. I, p. 457.

avait mis, dès le premier jour, un bandage roulé pour une fracture de l'extrémité inférieure du radius droit. Une distance de deux lieues séparait la malade et le chirurgien. Il fut convenu que ce dernier serait appelé si des souffrances un peu vives se produisaient, qu'autrement il viendrait seulement au bout de six jours. La malade ne souffrit pas ou souffrit trop peu pour faire demander le chirurgien, et quand celui-ci arriva, il trouva l'avant-bras et la main gangrénés. Une action judiciaire s'ensuivit.

L'observation suivante montre encore les résultats déplorables que donne un appareil trop serré :

Observation XIV (Smith, op. cit.).

Un jeune homme de 18 ans fut admis à l'hôpital de Richemond, le mercredi 27 septembre 1840. Le dimanche précédent, étant à cheval, il avait été jeté avec violence sur le sol; il eut une fracture de l'extrémité inférieure du radius, et de plus, il avait subi une telle commotion cérébrale qu'il avait perdu connaissance trois quarts d'heure environ. L'accident était arrivé à la campagne, mais avant qu'une heure ne se fût écoulée, il fut visité par un chirurgien qui, ayant obtenu facilement la réduction de la fracture, appliqua fortement une bande autour du poignet. Le jour suivant (lundi), le malade se plaignit d'une douleur extrême dans le membre, la main était froide et sa région dorsale décolorée; la bande ne fut pas ôtée, ni même desserrée.

Le mardi, des vésicules d'une couleur brunâtre se formèrent au côté cubital de l'avant-bras, la lividité de la main s'était étendue jusqu'au poignet, et avant le soir le malade fut pris de vomissements et de délire.

Quand il fut admis à l'hôpital, le mercredi, le membre était considérablement gonflé et tendu jusqu'au coude, la gangrène avait atteint l'avant-bras, la langue du malade était recouverte d'un enduit épais, il avait une soif ardente, le pouls était à 150 et faible, l'apparence était anxieuse, les joues rouges.

Le 4 et le 5, la gangrène continua à s'avancer à la partie antérieure et postérieure de l'avant-bras, et elle ne cessa qu'à deux pouces environ du coude. Une ligne de séparation des parties mortifiées commença à se faire le 6, et le 26 les os furent éliminés, après quoi tout alla bien Il y avait eu disjonction épiphysaire.

Les faits de gangrène par suite de compression trop forte, se remarquent de temps en temps, et le chirurgien doit les éviter à tout prix. Pour diminuer les chances de sphacèle, Gosselin attendait quatre ou cinq jours avant d'appliquer un appareil. Il employait les résolutifs de manière que le gonflement fût presque entièrement disparu au bout de ce temps. On a vu, en effet, un appareil posé le jour même de l'accident, n'être pas trop serré pour le moment ; mais le lendemain il survient du gonflement par suite de la gêne circulatoire du sang veineux, ou par suite de l'inflammation, de sorte que l'appareil exerce une constriction trop forte. M. Desprès attend 24 ou 36 heures jusqu'à ce que le gonflement se soit produit ; si on applique l'appareil plus tôt, on s'expose, d'après lui, à avoir des escharres au point où portent les attelles, avec d'atroces douleurs pour les malades.

On peut cependant entreprendre habituellement le traitement d'une fracture du radius aussitôt après qu'elle s'est produite, mais il est nécessaire, dans les premiers jours, de surveiller de très près le membre blessé lorsqu'on a réduit la fracture et mis un appareil. Il faut voir le malade tous les jours, et enlever l'appareil ou le desserrer si le blessé se plaint quelque peu. La douleur ne se fait pas toujours sentir trop violente et le chirurgien doit s'enquérir si la circulation n'est pas entravée, si les doigts ne sont pas violacés ; toute négligence sous ce rapport peut entraîner des conséquences très graves.

Les auteurs sont unanimes à recommander, pendant la durée de l'application de l'appareil, de faire exécuter de temps en

temps des mouvements aux articulations de l'épaule, du coude
et des doigts, pour éviter les raideurs et les ankyloses ; il faut
laisser à la main le plus de liberté possible. On peut rappeler à
ce propos ce que disait A. Paré : « D'abondant, tu n'oublieras
pareillement à fléchir et estendre parfois le bras du malade,
toutes fois, sans douleur le moins qu'il soit possible, pour
obvier que par la flexion (qui se fait la jointure du coude et
parties voisines) et la longue demeure, les os d'icelle jointure
ne s'agglutinent ensemble, d'où s'ensuit après immobilité de la
jointure, comme s'il y avait un callus formé ; et de la vient qué
puis après le bras ne se peut plier ni estendre, ce que j'ay vu
advenir à plusieurs. » (1).

Malgaigne ne négligeait pas ce précepte lorsqu'il recom-
mandait dans son appareil de laisser libres les articulations des
doigts. L'immobilité prolongée des nombreuses articulations
du carpe et des doigts condamnés à rester au repos par l'appareil destiné à immobiliser les fragments dans un rapport aussi
parfait que possible, telle est la cause des raideurs pour la
plupart des chirurgiens. Les pièces de l'appareil exercent sur
les tendons, les gaînes synoviales, une compression directe
propre à faire naître des adhérences ; on les évitera en faisant
exécuter des mouvements aux doigts et, par suite, aux tendons
dans leurs gaînes.

Nélaton conseille de faire exécuter de bonne heure des
mouvements de flexion et d'extension des doigts. On peut
imprimer quelques mouvements aussitôt que la solidité du cal
le permet, pourvu que l'on agisse avec douceur, de manière à
ne pas détruire la coaptation des fragments. MM. Bouilly et
Tillaux veulent que le malade mobilise tous les jours les articulations des doigts. Il faut donc rejeter les appareils dans
lesquels les doigts sont absolument immobiles et ne peuvent

---

(1) A. Paré. *Œuvres complètes.*

faire aucun mouvement. Les chirurgiens anglais et américains ont imaginé de placer à l'extremité de l'attelle antérieure un cylindre de bois ou de métal, pour permettre aux doigts de se fléchir et de s'étendre.

Un autre point pratique très important lorsqu'on a mis un appareil pour une fracture du radius à sa partie inférieure, est de savoir combien de temps il faut laisser cet appareil. Malgaigne le renouvelait du dix-huitième au vingt-deuxième jour pour s'assurer de l'état des choses et remédier au déplacement s'il s'était reproduit; après quoi il n'y touchait plus qu'au trentième jour pour mettre le malade tout à fait en liberté.

Voillemier et la plupart des chirurgiens s'accordent à reconnaître que la consolidation se fait plus rapidement et est achevée du vingtième ou vingt-cinquième jour.

« Il est très essentiel, dit Follin, dans cette fracture, si l'on veut éviter les raideurs articulaires, d'abréger autant que possible la durée d'application de l'appareil. Chez un adulte, c'est du dix-huitième au vingt-quatrième jour qu'il est de règle de lever l'appareil; de cette façon on peut faire exécuter de bonne heure des mouvements de flexion et d'extension des doigts. » (1)

Gosselin est du même avis : « Je vous engage, disait-il, à ne jamais laisser au-delà du vingt-unième jour les bandages pour fractures de l'extrémité inférieure du radius; d'abord parce que vingt-un jours suffisent pour obtenir la consolidation, ensuite parce que l'immobilité prolongée plus longtemps augmenterait la raideur douloureuse des doigts, conséquence de l'immobilité donnée par les appareils à fracture du membre supérieur, » (2)

---

(1) Follin. *Pathologie externe.* T. II, p. 875.

(2) Gosselin. *Clinique chirurgicale de l'Hôpital de la Charité.* T. I, p. 404.

Pour M. Tillaux, il serait préférable pour le malade d'être abandonné à lui-même plutôt qu'immobilisé pendant cinq ou six semaines. L'appareil ne doit pas rester en place plus de quinze à vingt jours, et pendant ce temps il faut imprimer des mouvements à toutes les articulations, sauf à la radio-carpienne.

M. Lucas-Championnière dit que l'immobilisation est beaucoup trop prolongée dans le traitement des fractures juxta et intra-articulaires, où elle présente de véritables dangers.

La fracture du radius à sa partie inférieure étant juxta articulaire, il faudra donc restreindre autant que possible la durée d'application de l'appareil et enlever celui-ci dès que la consolidation sera assez avancée pour obvier au retour du déplacement; c'est ce qui a lieu ordinairement du 15ᵉ au 21ᵉ jour pour les fractures du radius, suivant que le sujet est plus jeune ou plus âgé.

Dans l'observation suivante l'avant-bras du malade fut immobilisé pendant deux mois et neuf mois après l'accident, nous voyons que le blessé n'a pas encore recouvré l'usage complet de la main et des doigts.

OBSERVATION XV (personnelle).

Le nommé D......, Charlemagne, manœuvre de maçon, âgé de 60 ans, conduisait une brouette le 9 janvier 1886 ; le pied lui ayant glissé, il tomba et se fractura le bras (*sic*).

Le 7 octobre 1886, on vit le blessé et on reconnut une fracture de l'extrémité inférieure du radius gauche. Il y avait une déviation de l'axe de la main, lequel était à environ 15 millimètres de l'axe de l'avant-bras. L'apophyse styloïde du radius était à un demi-centimètre, (presque un centimètre) au-dessus de celle du cubitus. Quand on cherchait les mouvements de supination, le patient les exécutait lui-même, mais en se contracturant et en gémissant. Ce mouvement était complet; celui de pronation, facile et spontané. La flexion du poignet était presque complète aussi, lorsqu'on détournait l'attention du malade ; l'extension partiellement possible dans les mêmes conditions ; les mouvements de latéralité beaucoup moins faciles. Ni le bras , ni l'avant-bras n'étaient atrophiés , ni infiltrés. Le pouce était encore libre, bien que limité dans ses mouvements. L'auriculaire était absolument indemne. La flexion de l'annulaire pouvait être obtenue presque complètement , sans craquements mais avec douleur , et la manœuvre était suivie de tremblement de la main. Les doigts index et médius étaient encore plus raides et aplatis.

L'état général semble satisfaisant ; malgré la petitesse de la taille , la maigreur générale et une légère boiterie non expliquée du sujet. Il importe de remarquer que l'immobilisation avait été continuée pendant neuf semaines.

Après des séances quotidiennes de massage , la flexion des doigts devint notablement plus étendue , et put être obtenue sans provoquer aucune douleur.

CHAPITRE IV.

***

Des divers modes de traitement sans appareil.

« S'il est vrai que dans l'immense majorité des cas, les fractures de l'extrémité inférieure du radius , prises pour des
entorses non traitées, se consolident sans entraîner de troubles
marqués dans les fonctions du membre , en ne laissant à leur
suite qu'une difformité de peu d'importance , il faut d'abord en
conclure que mieux vaudrait ne point les traiter que de les
soumettre à l'emploi d'appareils qui exposent aux raideurs et
autres accidents signalés par les chirurgiens (1). »

Partant de ce principe , Velpeau fut amené à ne plus appliquer d'appareil pour les fractures du radius sans déplacement ;
il se bornait à l'immobilisation de la région ; appliquait des
sangsues si la douleur et le gonflement étaient un peu consi-
dérables , des cataplasmes de farine de lin , des compresses
résolutives.

M. Lucas Championnière (2), ayant eu l'occasion d'observer
plusieurs cas de fractures négligées après lesquelles le résultat

***

(1) Velpeau. *Pronostic et traitement des fract. de l'extrémité inf. du radius.*
(Gazette des Hôpitaux. 1842, p. 27).

(2) Lucas Championnière. *Bulletin de la Soc. de Ch.* 1886, p. 561.

fonctionnel était excellent, beaucoup meilleur que celui des fractures traitées régulièrement, résolut de changer son mode de traitement. « Il rapporte le cas d'une vieille dame de 76 ans qui avait dissimulé une fracture du radius pendant quinze jours. La déformation était caractéristique : après avoir un peu souffert les premiers jours, elle s'était forcée, avait fait des mouvements malgré la douleur, et avait conservé toute la souplesse de ses articulations. Par contre, une autre dame de 70 ans, fut traitée par l'immobilisation pendant six semaines pour une fracture de l'extrémité inférieure du radius. Elle ne recouvra jamais ni les mouvements de sa main, ni les mouvements du coude et de l'épaule, le bras ayant été placé dans une écharpe et serré contre le corps »

Frappé de ces résultats, M. Lucas Championnière modifia le traitement des fractures juxta-articulaires, et au mois de juin 1886, il fit à la *Société de Chirurgie* une communication sur l'application du massage au traitement des fractures para-articulaires, et en particulier de la fracture de l'extrémité inférieure du radius.

Au premier Congrès français de chirurgie, en avril 1885, M. le prof. Tilanus avait déjà proposé la méthode hollandaise pour le traitement des fractures juxta-articulaires : pas d'immobilisation, compression, massage et mouvements de l'articulation.

Qu'il nous suffise de résumer en quelques lignes la pratique de M. Lucas Championnière : le massage se fait dès la première semaine. Comme la déformation est ordinairement médiocre, et qu'elle ne se corrige pas si ce n'est lorsqu'elle est très accusée, on donne au blessé deux ou trois jours de repos, en enveloppant le membre d'ouate et d'une bande peu serrée. On fait ensuite une première séance de massage très doucement. Bien supportée, elle est renouvelée le lendemain, et bien souvent en trois ou quatre séances. il n'y a plus de douleurs. La main reste découverte et le malade l'exerce de telle sorte, qu'au bout de quinze jours il est plutôt nécessaire de l'empêcher de se servir de sa main pour des travaux violents, que de le pousser à la remuer. Si la sensibilité est trop vive, quelques jours de repos sont nécessaires.

Dès que les séances de massage ont été commencées, on peut engager le patient à se servir de sa main, sauf pour de grands efforts. Les mouvements spontanés et communiqués contribuent à faire disparaître la douleur et la gêne, et tout rentre dans l'ordre.

Dans un cas de M. Lucas Championnière, le massage fut commencé le huitième jour ; après sept séances, très doucement conduites, le blessé fut guéri sans immobilisation le vingt et unième jour.

OBSERVATION XVI. (Deroche, in *Bull. de la Soc. de Chir.*).

Le nommé Bretonneau (Auguste), âgé de 47 ans, entré le 11 novembre 1885, salle Lisfranc, n° 6, sorti le 1er décembre.

Chute sur le poignet gauche ; du haut de cinq marches d'escalier, avec une charge, petite plaie au front et fracture de l'extrémité inférieure du radius gauche ; déformation caractéristique, mais pourtant peu marquée. Couche d'ouate sur le poignet. Quatre séances de massage ; puis, le malade se masse lui-même. Guérison rapide ; les mouvements sont libres, sans raideur ; l'abduction et l'adduction restent un peu plus longtemps douloureuses ; le malade sort guéri le 1er décembre, vingt jours après son entrée à l'hôpital.

OBSERVATION XVII. (Deroche, in op. cit.).

Le nommé Lantelle (Henry), âgé de 67 ans, forgeron, entré le 9 décembre 1885, salle Lisfranc, n° 20, sorti le 21 décembre.

Chute de sa hauteur sur la paume de la main. Fracture de l'extrémité inférieure du radius gauche, peu de déformation. Pas d'appareil. Deux séances de massage. Le malade sort le 21 décembre, douze jours après son accident ; le poignet n'est pas encore très fort, mais il n'est plus douloureux, et les mouvements sont bons ; cette absence de raideur est remarquable, en raison de l'âge du malade, 67 ans.

OBSERVATION XVIII. (Deroche, in op. cit.).

Le nommé Schœrer (Jean), 56 ans, carrier, entré le 2 décembre 1885, salle Lisfranc, n° 6, sorti le 21 décembre 1885.

Chute sur la face dorsale de la main gauche, le 30 décembre 1885. Déformation et tous les signes d'une fracture de l'extrémité inférieure du radius. Engrènement des fragments. Pas d'appareil. Massage. Guérison rapide avec intégrité de tous les mouvements. Le 21 décembre, 22 jours après l'accident, le malade sort sans aucun appareil, ouaté ou silicaté, comme les précédents.

Les résultats obtenus par M. Lucas Championnière sont certainement brillants ; la guérison est complète en 20 ou 22 jours, sans aucune raideur consécutive. Mais il faut faire des réserves, et dans le cas de déplacement des fragments, on doit faire la réduction et la maintenir pendant un certain temps. Du reste M. Lucas-Championnière le reconnaît lui-même lorsqu'il dit : « *en dehors des grands déplacements primitifs, les fractures du radius n'ont aucun besoin d'immobilisation* (1).

Il semble utile d'examiner le rôle du massage, dans le traitement des fractures du radius. Il fait disparaître la douleur et favorise la réparation. Les mouvements provoqués rapidement préviennent les raideurs articulaires, les douleurs et l'impotence prolongée du membre.

Le massage bien conduit agit favorablement dès le début et comme complément du traitement des fractures du radius. Il donne à la cure une durée très courte. Les complications, les douleurs, l'impotence des membres qui suivent la guérison de ces fractures sont dues, en général, à l'immobilisation des articulations voisines et éloignées, et dans ces cas aucun traitement ne vaut le massage pour faire disparaître les douleurs et rendre au membre l'intégrité de ses fonctions.

---

(1) Lucas Championnière. Loc. cit., p. 569.

Le massage constituait autrefois une grande partie de la chirurgie qui n'était, comme le dit A Paré, qu' « une habileté et
industrieux mouvements d'une main assurée, avec expérience
ou une action de main industrieuse, tendante à quelque bonne
opération de médecine. » (1).

« Le massage n'a qu'une action absolument mécanique ; il
combat l'atrophie des muscles quand ceux-ci ne fonctionnent
pas... Il a en outre une grande influence sur la circulation; les
frictions de bas en haut, de l'extrémité d'un membre vers sa
racine, activent la circulation veineuse... De plus, toute exci-
tation mécanique de la peau, superficielle, entraîne immédiatement une rougeur plus ou moins vive ; il y a donc un afflux
sanguin évident. » (2).

Pour favoriser la disparition de l'épanchement, la compression et la pression dispersent le liquide dans les mailles du
tissu cellulaire, le font circuler, le mettent en rapport avec
une plus large surface absorbante et rendant cette absorption
plus rapide.

« Cette action générale sur la circulation au point de vue de
la rapidité du cours du sang, de la résorption des épanchements sanguins, de l'absorption des liquides infiltrés, est le
plus grand bienfait qu'on puisse attendre du massage. C'est un
résolutif puissant, énergique ; mal employé il peut déterminer
des accidents ou aggraver le mal. » (3).

Les manipulations, dit M. Dally, en parlant du massage,
peuvent favoriser l'abord du sang artériel, accélérer le cours
du sang veineux, hâter la destruction des éléments frappés de
mort, rétablir la nutrition dans les points où elle est interrompue, dissiper la tuméfaction, l'œdème, l'épanchement sanguin,

---

(1) A. Paré. *Opera.*

(2 et 3) Verchère. *Fractures et massage.* (Gazette des Hôpitaux, 5 nov. 1887,
p. 1117).

l'ecchymose qui se font dans le tissu cellulaire ; faire disparaître les épanchements articulaires et maintenir ou ramener la vitalité dans un muscle en voie d'atrophie ou destiné à l'atrophie.

Il ne faudrait cependant pas conclure des avis et des faits précédents qu'on doit rejeter systématiquement les appareils d'immobilisation ; ils hâtent la consolidation et favorisent la disparition de la douleur, de l'inflammation ; le massage prépare le membre à rendre service dès que la fracture est suffisamment fixée.

Le massage, tel que l'emploie M. Lucas Championnière, est un bon mode de traitement pour les fractures de l'extrémité inférieure du radius, lorsqu'il existe peu ou pas de déplacement, et lorsqu'il ne détermine pas de douleurs violentes ; mais il faut se garder de généraliser et de l'appliquer à tous les cas de fracture du radius.

En même temps que M. Lucas Championnière exposait son traitement des fractures du radius par le massage, MM. Marc Sée et Larger (1), présentaient un procédé nouveau applicable aux fractures juxta-articulaires. Le premier se sert d'une bande élastique qu'il place depuis l'extrémité des doigts jusque bien au-dessus du siège de la fracture en la serrant assez fortement, de manière à interrompre la circulation ; la bande est appliquée pendant un quart d'heure ou vingt minutes.

M. Larger se sert de la bande d'Esmarch qui reste un quart d'heure sur le membre qu'on anémie, puis on met le garrot et on remplace la bande par un bandage ouaté compressif.

M. Quint, dans sa thèse inaugurale (Lille, 1887), préconise ce mode de traitement, surtout dans les fractures du radius. La compression ischémique, obtenue d'abord par la bande de caoutchouc, ensuite par le bandage ouaté compressif, fait dis-

---

(1) Bulletin de la Soc. de Ch. 1886, p. 607 et suiv.

paraître le gonflement, agit de la même manière que le massage
en favorisant, en forçant, pour ainsi dire la résorption des
liquides épanchés au niveau de la lésion, et en empêchant cet
exsudat de s'organiser et d'amener des adhérences articulaires
ou tendineuses, si fréquentes après les fractures de l'extrémité
inférieure du radius.

« Ce procédé, écrit M. Verchère, est théoriquement logique,
et comme l'affirment les auteurs, pratiquement favorable ;
mais il nous semble voir quelques inconvénients, dont les principaux sont le maintien prolongé de la bande de caoutchouc
qui peut être horriblement douloureux, l'occlusion du membre
ischémié dans un pansement ouaté où il est impossible de le
surveiller ; qu'il vienne à se produire du gonflement, que l'afflux
sanguin, toujours si considérable après l'application de
l'Esmarch, détermine un œdème du membre caché sous l'ouate,
ne doit-on pas craindre de voir survenir des eschares, des
phlyctènes, et on ne doit pas oublier les sages conseils de prudence que donnait Gosselin, lorsqu'on appliquait un appareil
sur l'avant-bras. » (1).

Nous laissons à l'avenir le soin de juger d'une façon définitive, la valeur de ce procédé, qui ne manque pas de hardiesse.

---

(1) Verchère. Loc. cit., p. 1119.

CHAPITRE V.

Complications.

Les fractures du radius présentent très souvent des complications, tantôt immédiates, tantôt tardives ou secondaires. Les premières se produisent au moment de l'accident, en même temps que la fracture. Il suffit de signaler l'entorse radio-carpienne, les luxations du radius et du cubitus, très rares du reste, l'arrachement du ligament triangulaire ou de

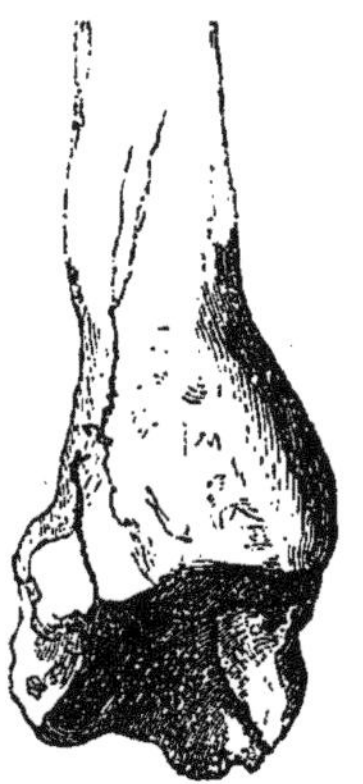

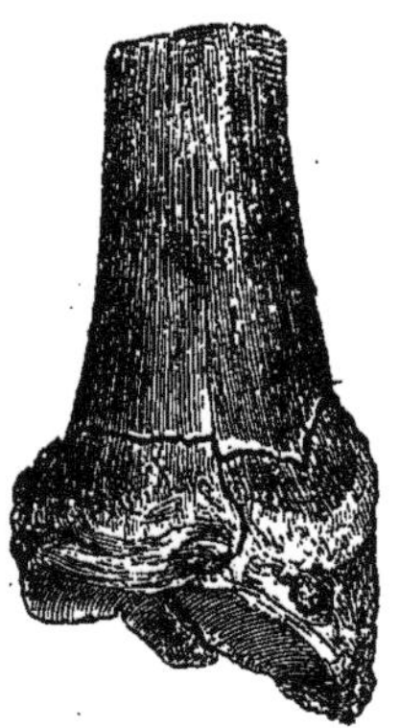

Fig. 19. — Fracture avec écrasement. (Fait de Bigelow, d'après Hamilton).

Fig. 20. — Fracture avec écrasement sans pénétration ni déplacement. (Collection d'Hamilton).

l'apophyse styloïde du cubitus, enfin l'écrasement et l'éclatement du fragment inférieur et les fractures articulaires, sans éclatement (fig. 19 et 20). La plupart de ces lésions ne réclament pas un traitement tout à fait spécial : elles rendent la guérison plus longue, et les résultats que l'on obtient sont surtout moins heureux. Pour la fracture articulaire en particulier. il se développe ordinairement une arthrite violente , dont le traitement exige une immobilité absolue pendant un temps assez long ; on obtient presque fatalement alors des ankyloses ou des raideurs excessivement tenaces qui rendent très difficiles ou même impossibles les mouvements du poignet.

On a vu plus haut des faits de gangrène survenus plusieurs fois dans le cours du traitement de ces fractures. Nous empruntons à M. le prof. Duret la relation d'un cas de fracture articulaire du radius qui fut suivi d'un phlegmon diffus de l'avant-bras et d'une arthrite purulente.

OBSERVATION XIX (Duret, *Journal des Sciences méd. de Lille*).

Jean V..., 35 ans, très robuste, fit le 11 novembre 1886, une chute d'une hauteur de 12 mètres. Conduit immédiatement à l'hôpital de la Charité, il présentait, au niveau de la région lombaire, un épanchement sanguin énorme ; on constata la fracture de plusieurs apophyses épineuses, et en outre une fracture du radius droit, qui nous retiendra seule. L'inspection faisait reconnaître un gonflement très considérable du poignet et de l'avant-bras ; le cubitus était sain, mais lorsque l'on cherchait à mobiliser le fragment inférieur de l'os fracturé, on constatait des mouvements de latéralité très étendus ; en même temps, on percevait une crépitation multiple, dénotant l'existence de plusieurs fragments ; c'était le véritable sac de noix des auteurs. L'interligne radio-carpien était douloureux à la pression.

Le blessé était tombé le bras derrière le dos ; la paume de la main avait porté sur le sol, et il est probable que la fracture s'était produite par poussée verticale ; la diaphyse compacte, ayant pénétré dans l'épiphyse spongieuse, l'avait fait éclater en plusieurs fragments et avait produit des fissures pénétrant jusque dans l'articulation. L'on remarquait, en outre, une petite plaie superficielle, siégeant à l'avant-bras, mais ne communiquant pas avec le foyer de la fracture.

Le bras blessé fut placé dans une gouttière plâtrée ; mais peu de jours après, l'avant-bras devint le siège d'une tuméfaction phlegmoneuse, la fièvre s'allumait et, le 19, on ouvrait une collection purulente siégeant sur la face dorsale de l'avant-bras et se continuant sur le dos de la main. Les jours suivants on fut obligé de passer un drain traversant de part en part le foyer de la fracture. Les accidents cédèrent rapidement et le blessé sortit, deux mois après, dans un état satisfaisant, ayant même récupéré une partie des mouvements de l'articulation radio-carpienne.

Au sujet de cette suppuration, M. le prof. Duret fait les réflexions suivantes :

« Nous devons nous demander pourquoi il s'est produit un phlegmon suppuré, chose exceptionnelle pour une fracture non ouverte. Les recherches récentes des microbiologistes ne permettent pas en effet d'admettre de suppuration aiguë sans micro-organismes Or, dans notre cas, il n'existait pas, à la vérité, de plaie profonde, faisant communiquer le foyer de la fracture avec l'air extérieur, mais on a pu constater des éraillures superficielles du derme, par où les microbes pathogènes ont pu pénétrer dans l'économie par les lymphatiques et les veines et ensemencer secondairement l'épanchement sanguin, dans lequel baignaient les fragments osseux. Ce fait n'est pas isolé ; M. Lannelongue a trouvé presque constamment pour l'ostéo-myélite aiguë des portes d'entrée de l'agent infectieux, représentées par des solutions de continuité siégeant sur la peau ou les muqueuses exposées. »

Parmi les complications tardives, nous dirons quelques mots de l'atrophie musculaire et des raideurs et ankyloses observées bien souvent après la guérison d'une fracture du radius ordinaire.

Les chirurgiens qui repoussent la contention au moyen d'un appareil, accusent ce dernier d'amener les raideurs : placé pour obtenir une consolidation aussi exacte que possible, l'appareil appuie sur l'avant-bras et le poignet, comprime les coulisses tendineuses si nombreuses au niveau de cette région, et dans quelque cas maintient la main dans une immobilité complète.

Cette opinion est exagérée : l'application d'un appareil n'est pas l'unique cause de l'ankylose, de l'atrophie et des raideurs : on observe bien souvent toutes ces conséquences fâcheuses, malgré les mouvements que l'on fait exécuter à la main et aux doigts, malgré le peu de temps pendant lequel l'appareil reste appliqué ; il faut chercher ailleurs pour découvrir la véritable cause de ces accidents secondaires ; nous avons montré en parlant du pronostic, la prédisposition des sujets âgés et rhumatisants pour les raideurs consécutives.

Il persiste souvent, même après la guérison de la fracture, un gonflement au niveau de la face antérieure du poignet ; cet empâtement, rebelle quelquefois au massage, gêne les mouvements des doigts en empêchant le libre jeu des tendons fléchisseurs. Il ne faut pas oublier non plus que les gaînes tendineuses des fléchisseurs sont situées au voisinage de la fracture et peuvent participer au travail phlegmasique qui se passe au niveau de la lésion. De même les gaînes synoviales des tendons extenseurs passent dans des gouttières creusées sur la tête du radius ; elles sont plus ou moins tiraillées et peuvent aussi s'enflammer. Il résulte de ce processus des adhérences qui se forment entre les tendons et leurs gaînes ; celles-ci se rétrécissent par la cicatrisation ; l'immobilité favorise cet état inflammatoire, de sorte que si l'on veut faire exécuter des mouvements, ceux ci sont ou très douloureux ou impossibles.

Les synoviales articulaires jouent aussi leur rôle dans ces raideurs : les synoviales radio-carpienne, radio-cubitale inférieure, les synoviales carpiennes elles-mêmes participent parfois au travail inflammatoire qui peut se propager en partant du point fracturé ; elles perdent leur poli, se rétrac-

tent, deviennent moins extensibles et entravent les mouvements. Les petites synoviales des articulations des doigts sont
assez éloignées de la fracture pour ne point s'emflammer, mais
l'immobilité a sur elles une action très nuisible : les extrémités osseuses augmentent de volume, se déforment, leur
cartilage se transforme : un mois suffit pour que l'on voit
survenir une ankylose incurable. Ordinairement la lésion n'est
pas aussi prononcée, mais les mouvements des phalanges
restent longtemps difficiles et douloureux. Les doigts immobi-
lisés s'atrophient très rapidement, ce qui ajoute à la gêne des
mouvements.

Quant à l'atrophie musculaire, elle n'est souvent que peu
accusée, et cède plus rapidement que les raideurs ; elle n'est
jamais assez prononcée pour rendre les mouvements impossibles.

La douleur, l'engorgement, la raideur peuvent persister
pendant 4 et 6 mois, même lorsque la fracture a été traitée et
guérie. Pour combattre ces complications, Nélaton recommande les frictions, le massage, les bains simples ou dans de
l'eau grasse, dans du marc de vin, les douches alcalines ou
sulfureuses et les eaux thermales. On peut employer avec
avantage tous ces différents moyens, on use le plus souvent
du massage, des bains chauds et des pointes de feu. A la
maison de secours pour les blessés de l'industrie, M. Guermonprez a l'habitude d'élever la température des bains jusqu'à
45° environ et d'en prolonger la durée pendant une heure et
même deux.

OBSERVATION XX (personnelle).

Richard D..., chaudronnier, âgé de 33 ans, travaillait, le
9 septembre 1886, sur un échafaudage qui a cédé à un moment donné.
Cet homme est tombé de 6 mètres de haut, et s'est fracturé l'extrémité
inférieure du radius droit ; une attelle *radiale* fut installée.

14 et 16 septembre. L'attelle qui avait glissé en haut, est remise

en place ; on découvre le membre sur lequel il n'y a plus de points douloureux.

Le 25, l'œdème a diminué notablement ; on enlève l'attelle radiale : elle est remplacée par une large attelle palmaire droite pour supporter la main.

Le 18 octobre, le blessé commence à se servir de ses doigts, et il arrive à fléchir quelque peu le poignet ; il demande à reprendre son travail qui, dans les quinze premiers jours, consistera en une simple surveillance de montage. Il est d'ailleurs bien convenu qu'aucun surmenage ne sera risqué et quelques séances de massage sont conseillées pour terminer la résolution de l'œdème minime de la main.

Le 18 décembre, après avoir été deux mois sans y reparaître , le blessé vient à la maison de secours ; il dit avoir travaillé pendant quinze jours à l'achèvement du montage interrompu, et avec les précautions prescrites ; depuis lors il a chaque jour une séance de massage. On trouve la main et l'avant-bras un peu amaigris, avec une peau plus mince et plus marbrée. Il y a, en outre, une diminution importante des mouvements des doigts et surtout du médius qui peut à peine se fléchir.

D... reprend définitivement son travail le 18 janvier 1887.

Ce blessé a été revu le 30 mars 1887 ; on retrouve un reste d'amaigrissement de la partie inférieure de l'avant-bras et de l'éminence hypothénar, et un certain degré d'impuissance du médius pour les mouvements de flexion. Les mouvements communiqués ne peuvent être obtenus que dans l'articulation métacarpo-phalangienne de ce médius. Pour l'index , l'annulaire et l'auriculaire, les dernières phalanges restent seules raides dans les mouvements spontanés, mais elles sont souples dans les mouvements communiqués. Le pouce est indemne. La vigueur fait absolument défaut à l'index et au médius. C'est le matin que la main fonctionne le mieux ; le soir, au contraire, une sensation de fatigue se manifeste dans le poignet. Au contact, on trouve du refroidissement en arrière du poignet et sur l'éminence hypothénar. D'autres mouvements importants demeurent compromis ; c'est la flexion du poignet qui est très minime, et surtout le renversement qui est presque nul.

Observation XXI (personnelle).

François V......, âgé de 56 ans, maçon, tomba le 13 septembre 1887, sur le poignet droit, la main dans l'extension forcée. A son arrivée à la maison de secours le jour même de l'accideut, on trouve très peu de gonflement, une vive sensibilité à l'extrémité inférieure du radius ; cette douleur est localisée à deux centimètres au-dessus de l'apophyse styloïde qui ne paraît pas remontée. Cependant, comme il est possible de percevoir de temps à autre une crépitation de nature osseuse, on institue le traitement de la fracture du radius à sa partie inférieure : on installe une attelle *radiale*.

Le lendemain M. Guermonprez constate la situation satisfaisante du membre et réapplique l'appareil. Le gonflement disparut complètement au bout de cinq jours.

Le 25 septembre (12e jour), on supprime l'attelle radiale qui n'est restée appliquée que douze jours.

On commence le 1er octobre un massage quotidien. Le 15 octobre, on remarque encore de l'atrophie de la moitié antérieure de l'avantbras qui est froid, mais les mouvements sont très améliorés. On fait plusieurs séances de faradisation.

Le 20 octobre, la tuméfaction est revenue : les mouvements sont moins faciles pour les trois premiers doigts, surtout pour l'index. Quand on fait la flexion complète du médius, la douleur se manifeste sur le côté dorsal du carpe. Il en est de même pour le pouce ; quant à l'index, sa flexion n'est presque pas possible, à cause de la douleur et de la raideur des petites articulations de ce doigt.

Des pointes de feu sont appliquées sur tout le pourtour de l'extrémité inférieure du radius et de l'articulation radio carpienne ; elles sont renouvelées malgré le minime résultat qu'elles ont donné tout d'abord.

Le 7 novembre les mouvements sont un peu plus étendus, l'avantbras est amaigri ; la mensuration accuse un centimètre en moins du côté de la lésion ; la circulation est normale, il n'y a plus de refroidissement. On recommence le massage.

Le 14 novembre on conseille au malade de reprendre son travail, bien que l'index et le médius ne se fléchissent pas complètement ;

les mouvements de pronation et de supination sont difficiles, l'extension de la main se fait facilement.

Après avoir essayé de travailler pendant une heure, la tuméfaction est devenue plus importante vers la moitié externe du carpe. La flexion accuse néanmoins un peu de progrès.

On revient aux pointes de feu dont on fait une application chaque semaine. Le 10 décembre, les mouvements des doigts sont assez bien recouvrés ; le pouce s'oppose facilement aux autres doigts, la main a cependant moins de souplesse que celle du côté opposé ; le mouvement de supination n'est pas encore parfait.

On remarque en outre une légère tuméfaction à la partie externe du poignet. Le blessé reprend son travail le 12 décembre.

OBSERVATION XXII (personnelle).

Henri B..., peintre, âgé de 52 ans, était monté, le 28 novembre 1887, sur une échelle lorsqu'il fit une chute d'une hauteur de 4 mètres.

Le jour même il vient à la consultation : on constate que le poignet droit est augmenté de volume, la mensuration donne un centimètre et demi d'augmentation. Les os de la main et de l'avant bras qui, normalement sont presque en ligne droite, présentent nettement le signe du Z ou de la baïonnette.

Il n'y a pas de crépitation, mais on trouve une mobilité anormale très manifeste, lorsqu'on imprime à la main et au poignet des mouvements de latéralité. On en conclut une fracture de l'extrémité inférieure du radius et un arrachement probable de l'apophyse styloïde du cubitus.

La réduction est tentée immédiatement au moyen de l'extension et de la contre-extension ; on essaie pendant ce temps de faire coïncider les axes de la main et de l'avant-bras ; on n'y arrive qu'incomplètement à cause de la douleur accusée par le patient ; une attelle *radiale* est appliquée.

Le lendemain les points sensibles sont très manifestes au lieu d'élection de la fracture de l'extrémité inférieure du radius, et aussi à un centimètre au-dessus de la surface articulaire inférieure du cubitus, et enfin sur la face dorsale du carpe. La tuméfaction est peu accentuée : on fait un massage d'une heure ; puis un bain chaud d'une heure qui sera renouvelé deux fois chaque jour, après quoi on replace l'attelle radiale.

Au point de vue des mouvements que peut exécuter le blessé, il faut noter qu'il y a cinq ans, le membre supérieur droit présenta une fracture intercondylienne de l'humérus terminée par une consolidation vicieuse.

Les mouvements de flexion sont très diminués (20° seulement), les mouvements de pronation et de supination sont presque abolis. Il y a un fragment d'humérus qui pénètre entre les extrémités supérieures du radius et du cubitus ; l'épitrochlée est remontée à deux centimètres au-dessus de l'épicondyle.

Le même blessé a eu de plus l'épaule droite traversée par une balle, à la bataille d'Arthenay (près d'Orléans), le 15 octobre 1870. Quinze ans après on lui a retiré trois fragments de plomb, abcès secondaires à l'épaule droite. Il ne faut donc pas s'étonner que le blessé conserve de la raideur dans l'épaule et surtout dans le coude.

Le 30 novembre, on fait un massage à l'alcool camphré, sans interrompre l'usage des bains ; il n'y a plus de douleurs.

Le 1er décembre, la tuméfaction n'existe presque plus ; l'ecchymose passée au gris s'étend à la moitié inférieure de l'avant-bras. On ne peut juger des mouvements à cause des accidents que nous avons mentionnés précédemment. Le massage est interrompu ; on remplace l'attelle radiale par une simple attelle droite.

Le 3 décembre, on constate une amélioration notable ; la déformation laisse persister un angle saillant en avant.

Le 6 décembre, on ne trouve plus de tuméfaction ; le patient ne souffre plus qu'en un point très limité à la partie antérieure de l'avant-bras et répondant à la convexité du cal de la fracture récente.

Au point de vue fonctionnel, le blessé ne peut se servir aucunement de son membre. On supprime toute attelle, (deux bains chauds par jour et des cataplasmes le soir).

Le 10 décembre, il y a encore de la douleur à la pression au niveau de la partie inférieure du radius et du cubitus ; les mouvements de flexion et d'extension de la main sont possibles ; les doigts jouent facilement, mais ne peuvent s'opposer au pouce. Massage et bains quotidiens.

Le 22 décembre, le poignet est beaucoup plus souple ; les doigts sont tous libres. Les mouvements de flexion du poignet s'exécutent facilement ; ceux de pronation et de supination ne sont presque plus possibles depuis sa fracture du coude. Pendant quelques jours, on applique des pointes de feu et on supprime le massage.

24 décembre. Le blessé se plaint d'une douleur au niveau de la tête du cubitus ; très intense la veille, elle a presque disparu au moment de notre examen. Le cal est volumineux et fait saillie à la face antérieure du poignet. On reprend le massage.

25 décembre. Les mouvements des doigts et du pouce sont tous libres et faciles ; seule la flexion complète du poignet est pénible.

Il nous reste à dire quelques mots des cals vicieux de la fracture du radius. Lorsque la fracture a été reconnue, ou lorsque, malgré les soins d'un chirurgien attentif, il persiste une difformité du poignet, ou une gêne très grande des mouvements par suite d'une consolidati n vicieusement effectuée, on peut avoir recours à une opération.

M. Leclercq dans sa thèse (Paris 1884) cite plusieurs cas de compression du nerf médian par un cal vicieux du radius, qui ont donné lieu à une intervention chirurgicale.

Breschet, Duchamel, Dupuytren, pratiquaient lorsqu'il en était encore temps, le redressement du cal.

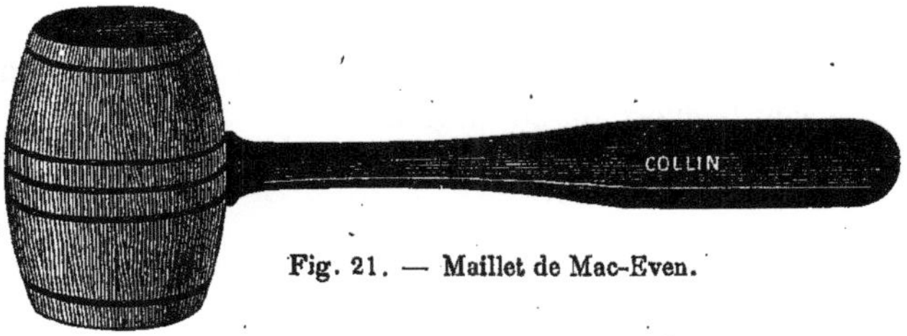

Fig. 21. — Maillet de Mac-Even.

Quand l'accident date de trop longtemps, il reste deux méthodes en présence : l'ostéoclasie ou rupture de l'os, et l'ostéotomie ou section de l'os à ciel ouvert.

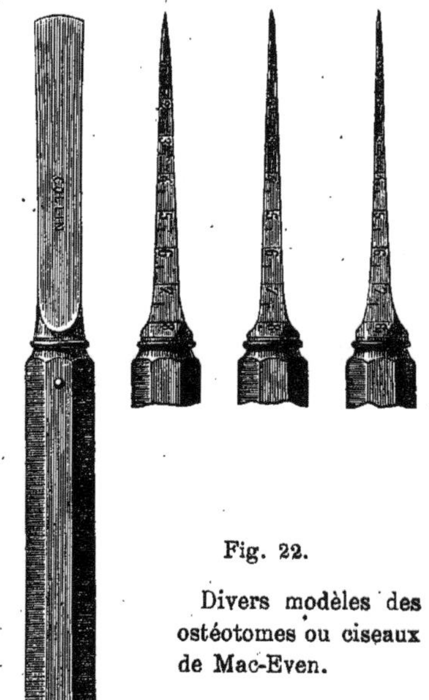

Fig. 22.

Divers modèles des ostéotomes ou ciseaux de Mac-Even.

L'ostéoclasie consiste à rompre l'os au moyen d'instruments variés, sans faire à la peau aucune solution de continuité. M. Daniel Mollière et M Robin (de Lyon) ont opéré avec succès par ce moyen, trois cas de fracture du radius vicieusement consolidée.

L'ostéotomie linéaire, préconisée surtout par M. Duplay, qui obtint deux fois un heureux résultat, se fait en mettant le radius à découvert par la face antérieure de l'avant-bras ; on le sectionne ensuite avec l'ostéotome de Mac-Even (Fig. 21 et 22).

Dans les deux méthodes, une fois l'os rompu, on pratique le redressement que l'on maintient au moyen d'une gouttière plâtrée.

L'avenir montrera lequel de ces deux procédés fixera définitivement le choix du chirurgien.

CONCLUSIONS.

1° Toutes les fractures du radius ne comportent pas le même traitement.

2° Les fractures sans déplacement peuvent être traitées par une immobilisation de quelques jours, suivie de massage et de bains-prolongés et chauds.

3° Dans les fractures avec déplacement, il faut faire la réduction et la maintenir au moyen d'une attelle radiale, la contention peut être faite aussi avec une attelle plâtrée.

4° La durée d'immobilisation doit être réduite au minimum nécessaire pour éviter un nouveau déplacement ; on peut dès ce moment faire exécuter des mouvements aux articulatiors de l'épaule, du coude et des doigts.

5° Le traitement des raideurs articulaires du poignet et des doigts comprend l'électrisation localisée, les bains chauds et surtout le massage.

INDEX BIBLIOGRAPHIQUE.

AITKIN (John). — *Essais on fractures and. Dislocatious.* London, 1790.

AVEZON. — Thèse de Paris, 1879.

BAUDENS. — *Appareil pour les fractures de l'avant-bras et spéciale-ment pour celles du radius.* (Gazette des Hôpitaux, 1844, p. 505).

BENNET (E.-H.). — *Des fractures de l'extrémité inférieure du radius.* (Bristich medical Journal, 30 août 1879).

BIDART. — *Observations sur la position de l'avant-bras dans le trai-ement des fractures du radius et du cubitus.* (Journal de chirurgie par Malgaigne, Paris, 1845).

BLANDIN. — *Fractures du radius, perfectionnement de l'appareil de Dupuytren.* (Gazette des Hôpitaux, 1837, p. 478).

BOUCHET. — *Existe-t-il des luxations du poignet primitives ?* (Thèse de Paris, 1834).

BOYER. — *Dictionnaire des Sciences médicales,* 1820, T. XLVII, p. 25).

BOYER. — *Traité des maladies chirurgicales,* par le baron Boyer, 5e éd., publiée par le baron Ph. Boyer, 1845, T. III (p. 203).

BOYER ET RICHERAND. — *Maladies des os.* Paris an XI (1803). T. I, (p. 161).

BRYANT. — *Practice of Surgery,* 1872 (p. 986).

Campenon. — *Du redressement des membres par l'ostéotomie* (Thèse, Paris, 1883).

Colles. — *Journal médical et chirurgical d'Edimbourg* (Avril 1814).

Cooper (Astley). — Edit. Richet, 1822 (p. 184).

Delbecq. — *Fractures des os du carpe* (Thèse de Paris, 1887).

Demarquay.— *Dictionnaire de Médecine et de Chirurgie pratiques.* Paris 1867. T. IV (p. 245). Art. Avant-Bras.

Denonvilliers. — *Sur les fractures de l'extrémité inférieure du radius* (Gazette des hôpitaux, 1843).

Desault. — *Œuvres chirurgicales,* 1813, T. I (p. 155).

Després (Armand). — *Chirurgie journalière,* 1881 (p. 60).

Diday. — *Archives générales de Médecine,* 1837, T. XIII (p.141).

Druitt. — *Surgeon's vade mecum,* 1870 (p. 232).

Dumesnil. — *Gazette des hôpitaux,* 1841 (21 décembre).

Duplay. — *De l'ostéotomie linéaire du radius* (Archives de médecine, 1885, T. I, p. 585).

Dupuytren. — *Lancette française,* 1829 (p. 286). — *Leçons orales de clinique chirurgicale,* Paris, 1834, T. IV (p. 161).

Duret. — *Journal des Sciences médicales de Lille,* 1887 (p. 395).

Duserel. — Thèse de Paris 1855.

Duvernay. — *Maladies des os,* 1751 (p. 315).

Erichsen. — *The science and art of surgery,* 1877, T. I (p. 418).

Féré et Jagot. — *Note pour une complication des fractures de l'extrémité inférieure du radius* (Progrès médical, 11 octobre 1879).

Follin et Duplay.—*Traité élémentaire de Pathologie externe.* T. II (p.869).

Gasté.— Thèse de Strasbourg, 1852.

Gillet. — Thèse de Paris, 1880.

Gilette. — *Chirurgie journalière des Hôpitaux de Paris,* 1878 (p. 110).

GORDON. — *Treatise on the fractures of the lower end of the radius*, London, 1875.

GOSSELIN. — *Clinique chirurgicale de l'Hôpital de la Charité*, T. I, (p. 390).

GOYRAND (d'Aix). — *Gazette médicale*, 1832 (p. 684). — *Journal hebdomadaire*, 1836, T. I (p. 161).

GUÉRIN. — Thèse de Paris, 1873.

GUERMONPREZ et DELEBARRE. — Communication à la Société anatomo-clinique de Lille (28 décembre 1887).

GUILLEMIN. — *Des bandages et des appareils à fractures*, 1881, (p. 253).

HAMILTON. — *Traité des Fractures et des Luxations*, traduction Poinsot, 1884.

HERBLINE. — Thèse de Paris, 1875.

HERVEZ DE CHEGOIN. — *De la rigidité de la main après les fractures ds l'avant-bras.* (Union médicale, 15 avril 1848).

HOLMES. — *A System of Surgery*, 1883, T. I (p. 965).

HUGUIER. — *Mémoire sur les fractures de l'extrémité inférieure du radius.* — (Bulletin de l'Académie de médecine, mai 1842).

JARJAVAY. — Thèse inaugurale, 1846.

JOLIOT. — *De l'entorse radio-carpienne.* Thèse de Paris, 1887.

LARGER. — *Bulletin de la Société de chirurgie*, 1886, (p. 609).

LECLERCQ. — Thèse de Paris, 1884.

LECOMTE (O). — *Archives générales de Médecine*, 1860, T. XVI, (p. 641) et 1861, T. XVII.

LOPEZ. — Thèse de Paris, 1860.

LUCAS CHAMPIONNIÈRE.— *Bulletin de la Société de chirurgie*, 1886, (p. 560).

MALGAIGNE. — *Mémoire sur les luxations du poignet.* (Gazette médicale, 1832, p. 730). — *Traité des fractures et luxations*, 1847, T. I. (p. 603).

NÉLATON. — *Pathologie chirurgicale*, 1869, T. II. (p. 341).

PACKARD (John).— *Encyclopédie internationale de chirurgie*, 1885, T. IV, (p. 159).

PARÉ (A) — Édition Malgaigne, T. II. Paris 1840.

PETIT (J.-L.) — *Traité des maladies des os*. 1755, T. I. p. 206.

PHILIPPEAUX. — *Bulletin de thérapeutique*, 1850, (p. 207).

POULET ET BOUSQUET. — *Traité de pathologie externe*. 1885. T. III.

POUSSON. — *De l'ostéoclasie*. (Thèse de Paris 1886).

POUTEAU. — *Œuvres posthumes*, Paris 1783. T. II. (p. 251).

QUINT. — *De la compression ischémique, et du traitement des fractures juxta-articulaires par la mobilisation rapide*. (Thèse Lille, 1887).

RAVATON. — *Pratique de chirurgie moderne*, 1776. T. IV. p. 305.

RECLUS, KIVMISSON, PEYROT, BOUILLY. — *Pathologie externe*, Paris 1886. T. IV. (p. 482).

RICHARD. — *Pratique journalière de la chirurgie*, 1880, (p. 135).

ROBERT. — *Considérations sur les fractures de l'extrémité inférieure du radius et sur leur traitement*. (Union médicale, 15 et 18 janvier 1853).

ROGNETTA. — *Archives générales de médecine*, 1834, (p. 524).

SCHMIDT. — Thèse de Paris, 1878.

SÉDILLOT. — *Contribution à la chirurgie*, 1868, T. I. (p. 397).

SÉE (M.) — *De l'entorse et de son traitement*, 1884. — *Bulletin de la Société de chirurgie*, 1885, (p. 607).

SMITH (W. R.) *A Treatise on fractures in the vicinity of joints*, 1847.

SWAIN. — *Surgical emergencies*. London, 1876, (p. 84).

TEISSIER (de Lyon). — *Effets de l'immobilité prolongée des jointures* (Gazette médicale, 1841, p. 609).

Tillaux. — *Traité d'anatomie topographique*, 1882. — *Traité de clinique chirurgicale*, 1887.

Turin. — Thèse de Paris, 1849.

Van Nierop. — *Fracture du radius par effort musculaire.* (Gazette des hôpitaux, 1844. p. 224).

Velpeau. — *Pronostic et traitement des fractures de l'extrémité inférieure du radius.* (Gazette des hôpitaux, 1842, p. 27).

Verchère. — *Fractures et massage.* — (Gazette des hôpitaux, nov. 1887).

Verneuil. — *Bulletin de la Société anatomique*, 1851, p. 265).

Vidal de Cassis. — *Traité de Pathologie externe*, 1855, T. II, p. 238).

Voillemier. — *Mémoire*; *Archives générales de médecine*, 1842, T. XIII, (p. 861). — *Dictionnaire encyclopédique des Sciences médicales.* 1867, (p. 480). Art. Avant-Bras.

Lille Imp. L. Danel.

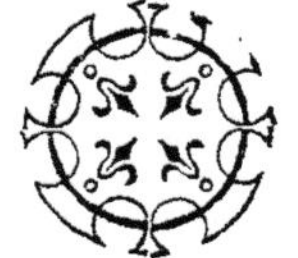

www.ingramcontent.com/pod-product-compliance
Ingram Content Group UK Ltd.
Pitfield, Milton Keynes, MK11 3LW, UK
UKHW021437090726
13657UKWH00003B/1122